蔡康永
——作品

# 爱了
# 就会活过来

### 蔡康永的77篇轻句子和甜故事

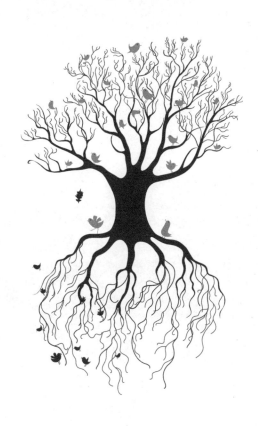

CTS
湖南文艺出版社
HUNAN LITERATURE AND ART PUBLISHING HOUSE

博集天卷
CS-BOOKY

# 序 言

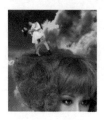

爱 了 就 会 活 过 来

77　WAYS　TO　LOVE

　　我们都一定会死，这没什么好挣扎的。

　　比较值得挣扎的，是我们活着的时候，到底有没有品尝到活着的滋味。

　　吸血鬼啦，狼人啦，巫师啦什么的，都是强悍又巧妙的族类，我们凡人和他们相比，显得很脆弱。但是，如果说到"品尝活着的滋味"嘛，我很确定人类算是小有优势。

　　人生短暂，稍微挥霍几下就没了，唯其如此，我们才会舍不得，才会呵护眷恋，才会抵死缠绵。

　　相形之下，日子过得没完没了的吸血鬼，或者，可以用法术玩弄感情的巫师，就等于是在品尝生命这方面，失去了味蕾啊。

什么样的魔法，能够挽救这些族类的味觉呢？

我想只有爱情了。

我写下了77个有关爱情的句子。这些句子虽短，但却是我们凡人在爱情里奋勇向前的领悟和证言。这里面，有我们恋爱者的光泽、灰烬、耻辱和尊严。

我也写下了77篇那些异族因为恋爱而尝到活之滋味的故事。这些故事，也许可以提醒一些觉得人生无味的人：各式各样的爱，有各式各样的滋味，在要死不活的时候，有可能，很有可能，非常有可能，爱了就会活过来哦！

这本书，我要献给两位绅士。其中一位是George先生，他一直都相信我花在写作的心力是值得的，他把我当成一个值得期待的写作者；另一位绅士，是我的经纪人Joseph先生，他在我这几年的工作方向上，扮演了无可取代的贤明教练，他教会我很多看待事情的角度，也使我能更专心地做我在乎的事。我同时也想在这里感谢海滩娱乐的各位同事，每位同事都各自照顾了我力有未及的某个角落，使那个角落不至黯淡积尘。

当我描写书中这些特异的人物时，说实话，我并不觉得我的法力输给他们。我的笔常常带领我飞翔、搏斗、栽种、治愈，而这些所谓的法力，绝大部分，是愿意阅读我的、仁慈的你，所慷慨赐予的。


蔡康永

爱了就会活过来

# 77 WAYS
## TO
## LOVE

# 目 录
CONTENTS

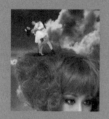

爱了就会活过来
77 WAYS TO LOVE

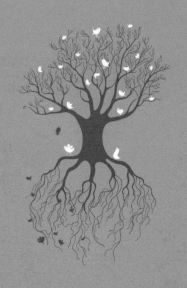

爱了就会活过来

77 WAYS
TO
LOVE

『不恋爱，会死吗？』……

『不会死……但，

如果恋爱，

会活过来哦。』

爱了就会活过来

他看起来虽是少年，但他的心衰老到不可思议。因为他是那永生不死的族类。

他灿烂笑容的光亮白牙，仍记得那些百年前曾经跳动的颈动脉里面，汩汩流动的血。但那些回忆一点也不会困扰他。"那只是进食而已，进食有什么可困扰的。"他总是这样轻蔑地说。

但他近日终于受到困扰了——一个脆弱、缓慢且完全摸不着永生的人类，莫名其妙地盘踞在他脑海，莫名其妙地令他一见就再也难忘。他变得心中忐忑，坐立不安。

同是永生一族的其他成员，不能理解他在烦恼些什么。有几个鲁莽的，甚至打算替他把这不堪一击的人类给"料理"掉，说是帮他解决烦恼。他听了大吼一声，从坐着的城堡塔尖上"咻"一声消失不见。再看清他的身影时，他已经把这几个莽撞的同伴摔得穿过城堡的石墙，然后他自己又回到塔尖上抱膝坐好。

他同伴之中和他交情最好的一个，看不下去了，问他何必如此自苦。他看着远方，说："你知道我已经几百年没有烦恼过了吗？"

他的好友说："这就是无法摆脱烦恼的平庸人类，最羡慕我们的地方啊！"

他苦笑看着他的好友，说："凝结不动的，只能算是雕像吧，你不觉得我们凝结不动的永生，令我们绝望吗？明天来不来，到底有什么关系？"

"可是，起码我们不会死呀。"他的好友说，"人类拥有的那些东西，财富、名声、艺术、恋爱，哪一样能保住他们不死？"

他不再抱膝，缓缓站直，迎风站在塔尖上，说："如果我有勇气为了这次的爱，抛弃我们这令人窒息的永生，我会觉得这是命运对我的释放！"

说完，他从塔尖纵身一跃，像一滴水终于投身向将令自己消失的大海！

他的好友望着他渐渐消失的身影，轻轻叹了口气："不恋爱，又不会死……"

然后，竟然听到他带着笑意的声音，远远从底下传上来："……但，如果恋爱，会活过来哦。"

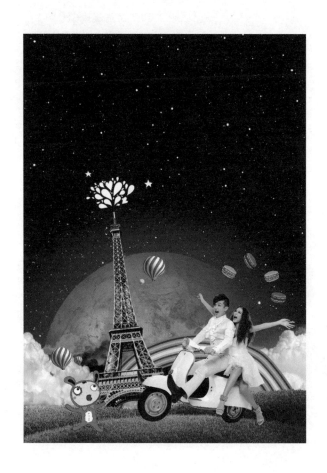

77 WAYS
TO
LOVE

跟你的恋爱啊，

好像是去一个遥远的异国旅行，

沿路都很开心。

就算心里知道　绝对没有机会，

在那里定居……

他们两人在一起的时候，既不谈论过去，也不谈论未来。

他们只是一味地用心取悦对方，用心地拥抱和亲吻，用心地教导对方，怎么用不同的眼光去看待沉闷的世界，而使世界看来更有趣些。

他们想去哪儿游玩，就立刻出发，他们想要送对方什么，就立刻购买或掠夺。

他们偶尔踩到地雷，脱口而出"以后"二字："如果我们把这种树，种在我们以后的家……"，或者，"这件衣服以后可以留给我们的……"，他们一说这类的话，就会马上灵巧地转开话题，只在彼此的心上留一道很浅的刮痕。

他们既不能谈论过去，也不能谈论未来，因为他们两人，一个来自于不死的那族，另一个来自月圆时变身的那族。依据以往的经验，他们这两族是没什么"以后"的，他们的"以后"注定是互相毁灭。他们被逼得：只能有"现在"而已，但对恋人来说，能够有"现在"已经弥足珍贵了，不是吗？

我听说天上的星星够多，

多到够我们每个人找一颗星，

托付我们小小的名字。

但，我要一颗那么大的星做什么呢？

我宁愿把我的名字，

托付给地球上另一个小小的名字啊……

时间久了，缠绕在她身上的绷带，终究有了些破损。

平躺着的她，全身从绷带的缝隙溢出当年上好的香料和油脂的香味。

她眼睛周围的绷带被冷气出风口的风吹动，略略飘散开来。

她非常缓慢、非常珍惜地睁开了眼睛。她一直知道有这么一天会到来。当年长老们在她启蒙的课堂上，就告诉过她，所有这一切为逝者细心裹缠的繁文缛节，都是为了迎接重新睁开眼睛的这一天。

她身体仍无法移动，只有睁开的眼睛，通过新建博物馆美丽的透明屋顶，看见了星空。

"啊，依然是一样的星空啊。"她默默喟叹着，想到了她当年对爱的向往，一直都没有完成。

"我听说天上的星星够多，多到够我们每个人找一颗星，托付我们小小的名字。但，我要一颗那么大的星做什么呢？我宁愿把我的名字，托付给地球上，另一个小小的名字啊……"

她想到她那令人失望的青春，当下几乎就要溢出眼泪，但落泪之前，她却发现自己在微笑呢。"是啊，应该微笑的，就是这份未完成的，对爱的向往，令我重新睁开了眼睛啊。"

世界上，

唯一在退货的时候，

双方会抢着认错的，

应该是爱情的退货吧？

一方说：

"我不够好，

你该找一个比我更好的人！"

另一方说：

"我不要别人，

我只要你！" 然后哭了，

……哭了，

是因为就算答应退货，

也无从得到赔偿了……

他一直对人类分手时的台词感到不解。

为什么要说"对不起，我不够好"这样的话呢?

像他就都说:"对不起，你不够强。"然后展开披风飞走。

爱，
怎么可能让我们不受苦？

爱啊，
充其量只是让我们受的苦，
变得比较高贵罢了……

77 WAYS
TO
LOVE

人类，或者除魔者，都对他很坏。

这很合理，谁叫他每到月圆，就失控地把牛羊或小摩托车撕成两半，还会认不出房东或平日友好的人，变得饥饿、残忍、无法沟通。

于是，被讨厌的他勉励自己："我还是应该勇敢地和人类恋爱，因为反正羞辱和损伤，都是逃不掉的，反正一定是要被放逐、被追捕的，那为什么不依照自己的愿望，好好地、认真地和喜欢的人类去恋爱呢？
这样，起码身为野兽所受的痛苦，毕竟是和人类沾上了边，可以算是，痛苦被升级、变得比较高贵了。"

同族没有人能反驳他，只好任他继续去恋爱人类。

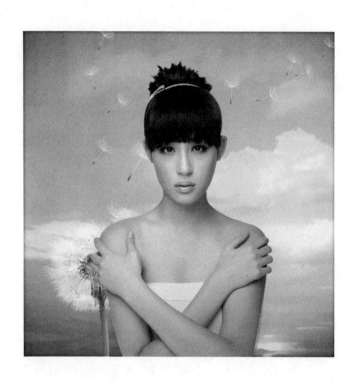

77 WAYS
TO
LOVE

等候似乎是必须的……

等候上菜的时间，
超过了真正进食的时间。

等候雨来的时间，
超过了雨落下的时间。

而等候爱的时间，
远远超过了
真正恋爱的时间……

爱了就会活过来

　　她隐约记得，当以前自己还是人类的时候，并不喜欢发呆。

　　变成不死一族以后，她老是在发呆。

　　"原来……并没有那么多事情可以发生。当然，也没有那么多恋爱可以谈。"

　　她感到极度无聊，只好出去吸更多人的血，把那些平庸的人变得特别一点，如同给满街那些乏味的树木，挂上一串灯泡。

我们嘴上说：

我们要的是幸福、快乐、成功、自由、

梦想实现、触碰永恒……

实际上呢，

我们就是会忘记这一切，我们就是要恋爱。

当我们的恋爱，明明可能危及这一切、抵触这一切的时候，

我们还是要恋爱……

"不爱，是不行的……"

我们喃喃自语着……

　　　　　　爱了就会活过来

不死一族的课堂上。

学生问："我们既然已经绕过了死亡，为什么我们不也就顺便绕过爱呢？"

衰朽的长老反问学生："绕过爱，然后呢？"

学生："然后，我们就触碰了永恒!"

长老："……触碰永恒吗？没有了爱，永恒有什么意思？"

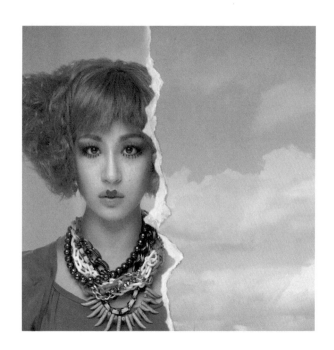

爱了就会活过来

你拍那张照片的时候

明明你还不认识我

那为什么

那张照片里的你

会露出那种

非我就不会爱的眼神？

我拍那张照片的时候

明明我还不认识你

那为什么

那张照片里的我

会露出那种

知道有一天

我们会相爱的微笑？

狼人与月亮有特别的关系。

狼人如果驯服于月亮的指令，在每次月圆的时候变身，月亮看到了狼人听话却受苦，就会私下优待狼人一些事。

比方说：狼人如果认真地祈求，月亮会答应在月圆的那一晚，容许狼人借用月亮的眼睛，俯瞰任何一个月光能够照到的角落。

而在某一些月亮特别心软的时刻，月亮甚至会容许狼人把月光当画布，在狼人看到了他所迷恋的画面时，他可以把那个画面拓印在当时的月光上，然后把那片月光卷起，如同卷起一幅画那般，收藏进他的洞穴。

这样，当他回到他可悲而阴森的住处时，他就可以把那幅拓印的月光展开来，张挂在墙上。在他感到痛苦或寂寞时，他就能望着那幅画面，如同望着自己最好的一场梦，而得到一点宁静。

一般人的照片，只是照片。而狼人借由月光拓印而成的照片，是他的梦。

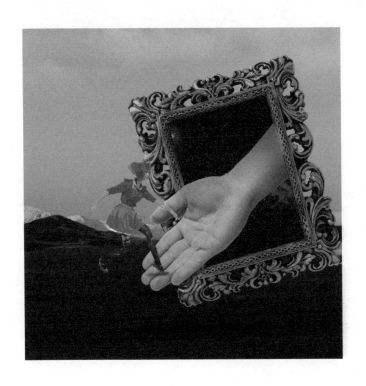

77 WAYS
TO
LOVE

喜欢你，

就会在想起你时微笑，

至于你是否明白我微笑的原因，

我一点也不在意。

就像风很舒服时我也微笑，

太阳很舒服时我也微笑，

而风和太阳就跟你一样，

不会明白我微笑的原因。

我怎么对待风和太阳，

我就怎么对待你……

　　　　　　　爱了就会活过来

又有一艘船，因为船上的水手被人鱼的歌声所迷乱，而导致船触礁沉没了。

人类愤怒地斥责人鱼，而人鱼的代表无辜地回答："我们唱歌，是在呼唤我们的爱，如果迎上前来的，是我们的所爱，我们当然会竭尽心力地安顿好他们，希望能和他们共度甜蜜的时光。但如果迎上前来的，不是我们所爱，那就和我们不相干了呀。"

"那你们就不要再让不相干的人，听到你们那魅惑人心的歌声！"人类说。

"那你们就不要再闯进我们的歌声能够到达的地方，那是我们搜寻爱情的领土。"人鱼说，"非诚，勿扰。"

虽然被爱着，

却永远感觉爱得不够……

这是把爱看得太重了呢，

还是把爱看得太轻？

爱了就会活过来

　　龙，鼻孔中微微冒出火星，用长满巨大倒刺的尾巴，环绕住少女。

　　持石剑的除魔者，远远和龙对峙，不敢冒进，怕会令少女受伤。

　　僵持了很长时间，少女忽然开口，她对龙说："你放了我，我就给你爱，好吗？"

　　龙，从来没有听过"爱"这个字，睁圆了眼，用雷鸣般的声音问："爱？那是什么？"

　　"那是比宝石更贵重的东西。"少女回答。

　　热爱宝石的龙眼睛发光了，问："那你有多少？"

　　"你放我回去，我才能查看一下我抽屉里还剩多少。"少女说。

　　"那你还不快回去查看！把剩下的通通带来给我！"龙大声下令，轰然起身，甩开巨尾，把路空出来给少女。

少女迈步离开。

除魔者无比诧异地护送少女，逃出龙住的摩天大楼。

"爱，真的有这么贵重吗？"天真的除魔者边跑边问少女。

"是啊。爱，不但有这么贵重；同时，你亲眼看见了，爱，也有这么轻易呀！"少女狡猾地笑了。

爱了就会活过来

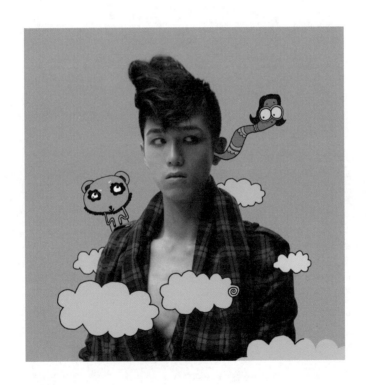

77 WAYS
TO
LOVE

我有时看着一个空洞无聊的房间，

什么也没发生，

只是渐渐地，有阳光从窗外照进来，

然后房间的那个黯淡角落，

就忽然被这阳光，渲染出金黄灿烂的光泽……

那时我就会想，

再怎么无聊的人生，

也会有某一个角落，

在某一个上午，被爱情照亮呀……

人类的墓园，是她和他定期去游戏的场地。每隔几年，她和他就会随便去一个够古老的墓园，在墓园口大喊"三、二、一"，然后两人同时像箭一般地，往相反的方向蹿出，看谁能先找到最新竖立的那块墓碑。

又有的时候，她和他只是牵着手慢慢走着，一边走，一边用手数着、嘴里念着："这人爱过……这人没有爱过……这人爱过……这人没有爱过……"

她和他就这样任性而幼稚地玩耍着，直到念到第一百个"这人没有爱过"时，她和他会停在这座墓前，细细地读墓碑上的铭文，判断墓中的逝者，是否曾经有过幸福的时刻。

如果她和他的推论是：这人未曾幸福过。

那么，她和他的游戏时刻就又来了：

她和他将会猜拳。如果他赢了，他们两个就要合力施法，令这座墓上的树林，每夜都唱歌。

而如果是她赢，事情就更麻烦了，他们两个就要合力使这墓中的逝者短暂复活，活过来寻求一次仓促被爱的可能，然后再把那个人送回坟墓里面去。

这到底是恩赐，还是恶作剧？除了逝者本人，没有人能说。

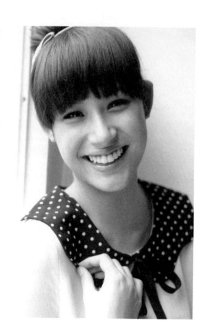

爱了就会活过来

一段令我们感到遗憾的恋爱，
大概是这样的……
在恋爱之时，
我们懂得细细体会的事太少；
而恋爱之后，
我们想要再次品尝的事太多……

77 WAYS
TO
LOVE

　　她这一派的女巫，从不知道飞行和扫帚有什么关系。当她们听说有某地区的女巫是骑着扫帚而飞时，她们都感到非常讶异。

　　她们飞翔是依靠绽放的圆裙。她们只要心中回想甜蜜的事，全身都会绽放，圆裙会饱满如当季的花朵，旋转、发光、迎风摇曳，她们便借此飞翔。

　　她现在要赶去剧院，看好友演的剧，但时间已经快来不及了，她决定用飞的。

　　她闭上眼睛，回想她曾经有过的那一位有酒窝的工人男友，回想他的甜言蜜语。

　　她脸上泛起甜蜜的微笑，双臂展开，圆裙如花朵绽放，她飞上了半空。

　　飞翔了十几分钟，剧院已经在望了。忽然，她回想到有一次，她曾经对那工人男友所送的毫无品位的礼物嗤之以鼻，她想到工人男友当时难堪的表情，立刻心中感到一丝内疚，刹那间她的圆裙枯萎，她立刻从空中跌落在剧院前的喷泉里。

她顾不了群众惊讶的目光，湿淋淋地默念了一个遮蔽目光的咒语，群众一阵眼花，不再有人看得到她。她默默地滴着水，爬出了喷泉的水池。

一段令我们感到遗憾的恋爱，大概是这样的……在恋爱之时，我们懂得细细体会的事太少；而恋爱之后，我们想要再次品尝的事太多……

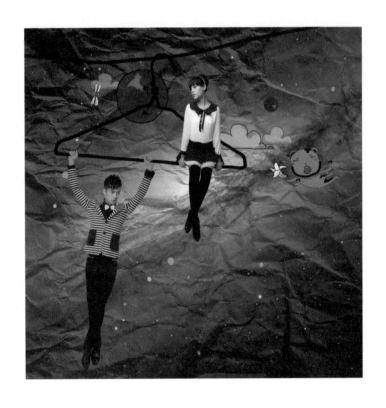

爱了就会活过来

有的恋爱　像吃大的蛋糕，
你要切下几刀后，
才能开始尝到它的甜；

有的恋爱　像吃小的蛋糕，
才吃一口，就吃完了；

有的恋爱　像吃甜甜圈，
你一边尝到它的甜，
一边清楚地看见：
它的心是空的……

照理说，时间越不够的人，才会越仓促。因为急着要体会所有事，怕错过太多。

但她却不一样。她在还是人类的时候，对于恋爱很安逸、很从容，谈一次恋爱动不动就可以谈个一两年。

可是，当她意外地成为不死一族之后，她对每次恋爱反而都会轻易就失去兴致，感到厌倦。

她问族中的姐妹淘们，姐妹们说大家都有这个烦恼，明明有用不完的时间，恋爱却谈不久。"为什么会这样呢？"大家都撑起下巴，困惑着。

"大概是因为，再也没有迫切感了，没办法珍惜了。"她做了这样的结论。

"是啊，就像碰到一部电影一直演，演个没完没了的话，就没兴趣往下看了。"

这几个女生喟叹着，纷纷拿起桌上的蛋糕，用她们绽放冷光的美丽贝齿咬下去。

是啊，有的恋爱像吃大的蛋糕，你要切下几刀后，才能开始尝到它的甜；有的恋爱像吃小的蛋糕，才吃一口，就吃完了；有的恋爱像吃甜甜圈，你一边尝到它的甜，一边清楚地看见：它的心是空的……

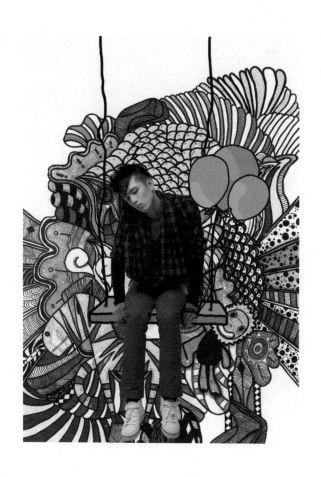

77 WAYS
TO
LOVE

你以为你对他的想念，

已经到了极致了，

已经不可能想念得更多了。

结果，

在某一个意想不到的时刻，

你又成功地，

比原来想他的程度，

再更多想念他一点点……

那次，少年由船上探出身子，从海中掬水洗脸的时候，她刚好躲在水底的宽阔海藻之间窥探。

"好美丽啊……"她对人类的美丽，忍不住赞叹着，唇边冒出一串细碎的气泡，如同她脱口而出了一串珍珠项链。

少年的小船从此没有再路过，但她却毫无来由地疯狂想念着他。

她想起了族中流传的古老法术，她缓缓拍动着金色的鳍与尾，吟唱出那首召唤的情歌。

巨大的海葵和海藻，纷纷伸展起它们的触须和茎叶，无尽地伸展，一直伸展到水面之上，伸展到半空中，飘舞召唤着，如同海中忽然有一处燃烧起七色艳丽的火苗。

"如果你不走向我，那么，我将走向你……"她固执地这样想。当她这样想的那一瞬，那七色翻飞的海葵和海藻就瞬间爆出了缤纷的种子，远远地撒向四方的海面。这些种子是思念的种子，难以揣测它们会长成什么模样的海物。

你以为你对他的思念，已经到了极致，已经不可能想念得更多了。结果，在某一个意想不到的时刻，你又成功地，比原来想他的程度，再更多想念他一点点……

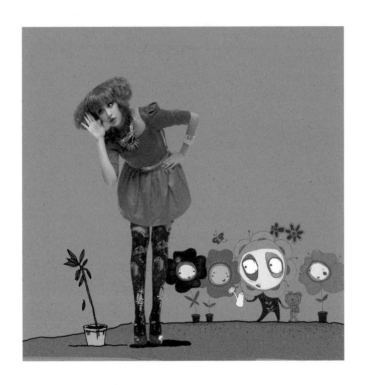

爱了就会活过来

在黑暗中生起火了，

好温暖，好开心，

那火光千变万化，令人迷醉⋯⋯

恋爱的开始，也是这样啊，

整个世界的寂寞都退散，

为我们的火光空出了位置⋯⋯

可惜，恋爱的考验，不是怎么生起那火，

而是怎么一直找得到薪柴，

维持那火燃着，

度过接下来的漫漫长夜⋯⋯

他好有趣，她爱上了他。

"我们那一族的人，没有幽默感。"她对他说。

"怎么可能？你们那一族的来源是人类，一定会有各式各样的人啊。怎么会没有幽默的人？"他问。

她想了一下，说："也许本来是有些幽默的人，但只要活得太久，所有原本很好笑的事情，都会变成讥嘲与讽刺，充满苦味。"

"啊，这样啊，那我也不适合变成不死的那一族了。"他说。

"你还是可以变成不死的族人，只是到时候我就不会再爱你了。"她说。

有这样的日子，

还没起床，

就知道今天会非常想念你；

也有这样的日子，

一直忙到半夜，

才惊觉一整天连一秒都没有想过你。

这都是由不得我的事，

在清晨并没有人会预报给我听：

今天到底下哪一种雨，

飘哪一朵云。

这只是我每天要经历的，

我一个人的小天气。

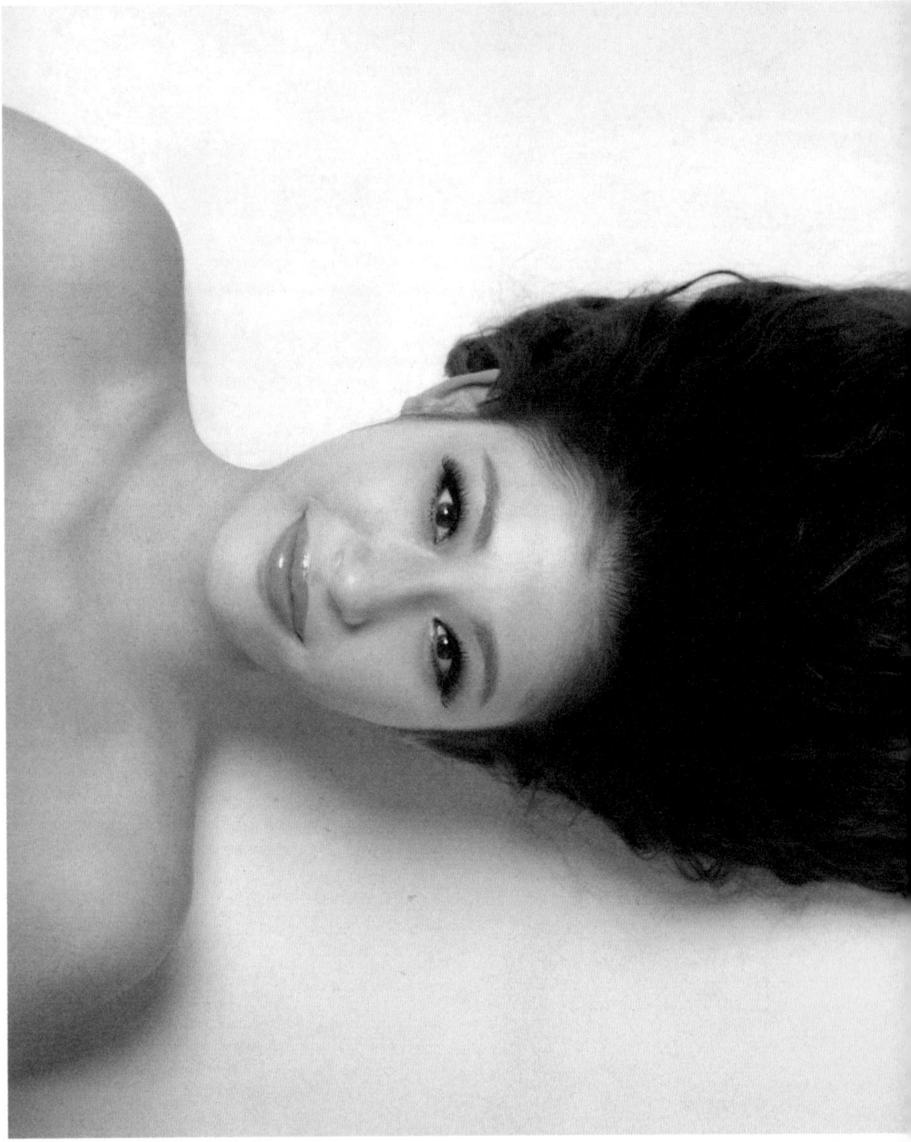

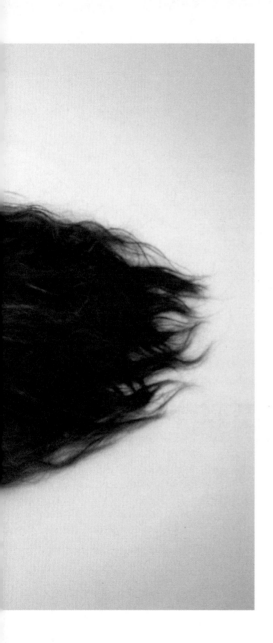

77 WAYS
TO
LOVE

黑头发的花朵女巫，其实没有那么喜欢整天埋头研究那些药物。

她只有在过度爱恋一个人时，才会忽然心生恐惧，担心自己的才智将被泛滥而出的爱湮没，变成笨蛋。

那她怎么办呢？

她就翻开历史，随意找一则灾病，然后坐下来研究解决这种灾病的药方。

靠着这样的埋头研究，她往往可以成功地一整天都没有想念那个人。这时，她才会松一口气，庆幸自己没有因恋爱而变笨。

被她的药物所救的各族，从来都不知道，其实是对恋爱的恐惧，医了他们的病，救了他们的命。

谈过的恋爱，并不会像剪掉的头发，风一吹，就飘走了……

花朵有多少种颜色，花朵女巫的头发就有多少种颜色。

失恋的女巫，会去找和自己头发同色的花朵，然后把长发剪下，埋在这同色花朵的根部。

到了明年，这款花朵，就会开得比今年更美丽。因为这花代替了女巫，记住了那场恋爱。

……听说，

每次失恋，都会有一只无形的手，

帮我们在胸前，

别上一枚无形的恋爱的勋章……

唔……

如果一定要接受的话，

那只手，

在别上那枚勋章的时候，

可不可以慈悲些，

莫把那勋章的锐利的针尖，

刺进我们又更脆弱的心？

他的恋爱很少能撑过一个月。

因为每逢月圆，他就会变成狼。而他交往过的人，没有人吃得消这件事。

久而久之，他找到了他恋爱的节奏：他拜托所有他爱的人类，只须回爱他一个月，然后，在月圆前的那一夜，把他甩掉。

他当然会因为失恋而无比地痛苦，但幸好，接下来就是月圆之夜，他会变成野兽，可以肆无忌惮地嚎叫、撕扯、杀戮……

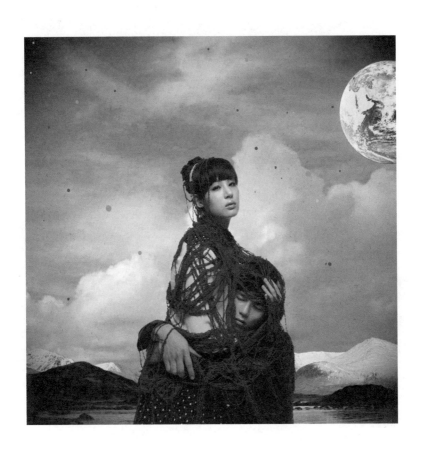

恋爱的纪念物，
从来就不是那些你送给我的手表和项链，
甚至也不是那些甜蜜的短信和合照……

恋爱最珍贵的纪念物，
是你留在我身上的，如同河川留给地形的，
那些你对我造成的改变……

爱了就会活过来

他改变过那么多人。

把惧死者变不死，把快乐者变阴暗，把童真者变沧桑……

他们都记得他，而他把他们都遗忘了。

他唯一记得的，是那个少年。

那少年离去时，留下了这段文字：

"恋爱的纪念物，从来就不是那些你送给我的手表和项链，甚至也不是那些甜蜜的短信和合照……恋爱最珍贵的纪念物，是你留在我身上的，如同河川留给地形的，那些你对我造成的改变……"

我们不知彼此的名字，

我们只是常在同一个车站等车，

在同一个橱窗前驻足，

在同一个节目播出时发笑，

在同一个月亮下失眠。

然而，这些已足够我爱你。

比起那些我熟知他们名字、

住址、学历、职业但我一点也不爱的人，

我心无旁骛地爱着你，

且依赖着这份爱，

而觉得人生值得活下去。

海潮，从这个大洋一路流到那个大洋，金尾的人鱼吟唱的情歌，随着海潮，飘到蓝尾人鱼的耳朵里。蓝尾人鱼还不认识她，但感觉到了依恋。

轻风，从这个森林一路吹向那个森林，绿鬃银蹄的半人马，为消逝的爱情叹了一口气。

这声叹气乘着风，掠过红鬃灰蹄半人马的脸颊。灰蹄半人马还不认识她，但感觉到了心碎。

依恋或心碎，最后都可能变成，下一次爱的原因。

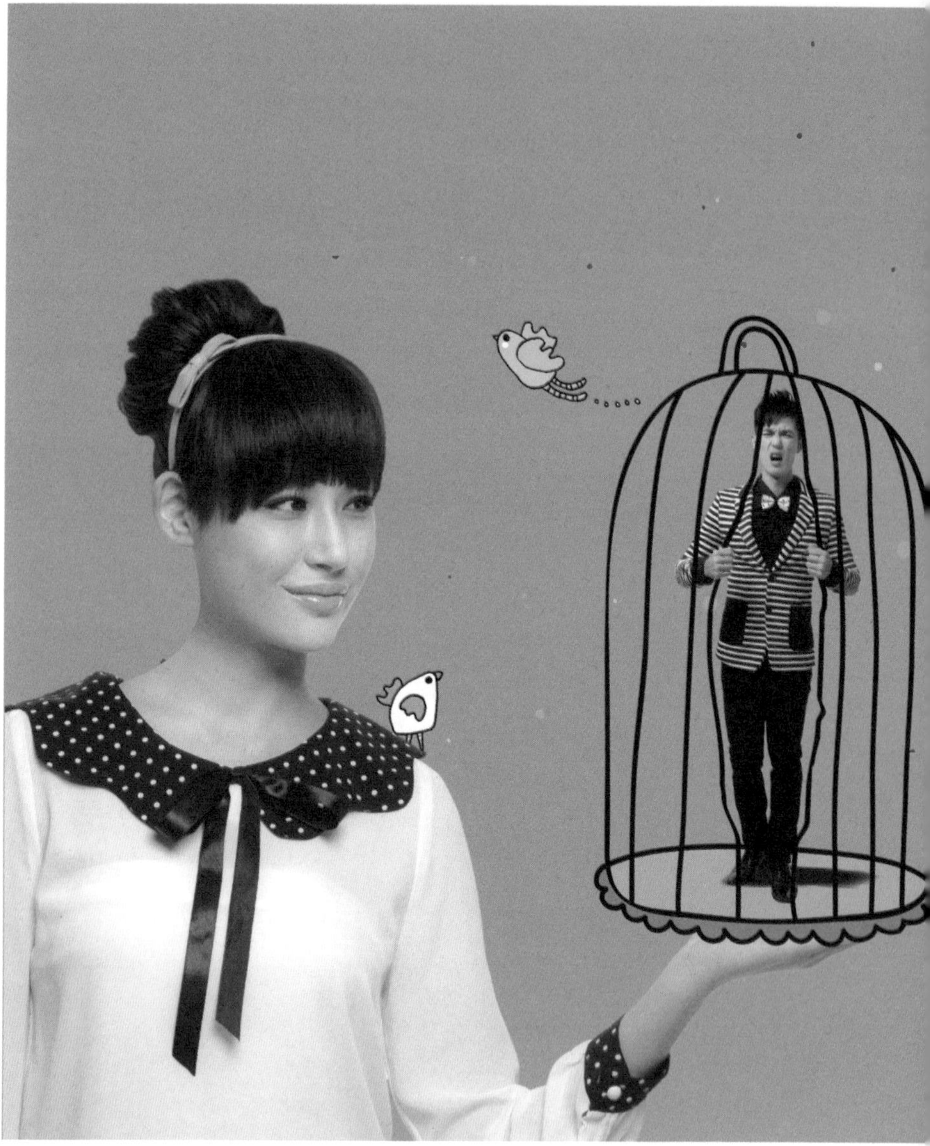

77 WAYS
TO
LOVE

多亏了我们
各自有各自的秘密
我们才得以
像接触空气的肉类那样
依照该有的进度
有尊严地
渐渐坏掉

如果有人把秘密
全部清理干净了
我们会失落地变成
过于精美的
罐头

爱了就会活过来

　　她在他的血里，很意外地尝到了另一个人的味道。

　　而他在她的血里，也很意外地尝到了另一个人的味道。

　　于是她和他相视而笑："原来啊……"两个人同时轻声笑，并且叹息……

在你根本不知道我
存在的情况下，
我其实已经从头到尾，
完整地，
爱过你十遍了……

爱了就会活过来

　　她抱着一丝希望，走到镜子的前方，然而一如往常，镜子里没有出现她的影像。她忍不住沮丧地用力捶了镜子一下，镜子并不碎裂，只是浮现出她早已熟悉的那两句话："汝辈既已被豁免死亡，便同时也被豁免了存在。"

　　是的，她是镜子无法显示其倒影的那一族。

　　她看着这两句话，心中不免迷惘："感觉不到自己的存在，怎么可能是被豁免!只能算是被惩罚吧。"

　　从此，她潜心寻求自己和镜子之间可能建立的关系。她的族类本来就有花不完的时间，可以沉思和试验。她终于找到了一个方法——可以把镜子当成窗户，望向她所爱的人。

　　她爱上了一个日常的人类，这个人类的日常行为很平淡，比方刷牙如厕，烹饪打扫，她都透过自己的镜子，接到那一端人类的镜子，却对这些再普通不过的行为看得津津有味。当然，人类一点也不能透过镜子，反向察觉她的存在。

　　有一天，那人类回到家里，对着镜子，发呆了几秒，忽然开始默默地流泪。在镜子另一端观察的她，先是感到很惊讶，接着却感到强烈的心疼。

她伸出手去，掌心贴着镜面，闭上了眼睛，小声地对镜子另一端，心灵受伤而流泪的那个人说："在你根本不知道我存在的情况下，我其实已经从头到尾、完整地，爱过你十遍了……"

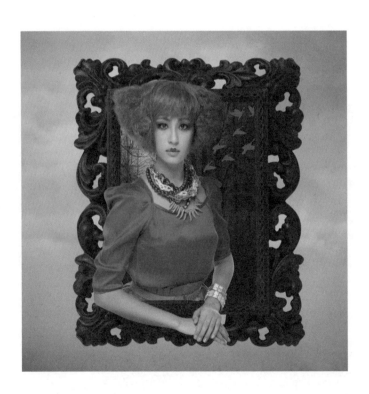

77 WAYS
TO
LOVE

恋爱不是坚固的溜冰场。

恋爱是一片结了冰的湖面。

我们是可以在上面手牵着手，

轻飘飘地嬉戏，

绕着我们自己的圈圈，

只是不会有人来警告我们，

冰会在哪一秒融化、裂开，

恋爱中的我们会在哪一秒，

带着忽然冻结的欢笑，

掉进冰冷的水中，

孤单，挣扎，觉得好冷……

相处了两个月，终于到了必须暂别的日子。花朵女巫和来自热带的树之男巫一吻之后，男巫立刻被千百种树叶形成的小龙卷风密密裹住自己，浮空而去了。

女巫擦了擦眼泪，独自镇定了一会儿，然后蹲下身，郑重地交代脚边的玫瑰："你必须仰赖你在热带的同伴担任眼线，如果他对我的感情出了问题，你会立刻开出黑色且悲伤的花瓣，让我知道我已失恋。"

玫瑰答应了女巫的要求。

从那一天起，每天女巫去花园浇水的时候，都从头到尾闭着眼睛。

她多么恐惧在浇水的时候，不小心瞄到任何一瓣发黑的花瓣啊。结果呢，当然是有的植物水太多，有的植物水太少，乱成一片。植物们只好自求多福，彼此互相调配着交换水分和肥料，尽量不去打扰那变得神经兮兮的女巫。"就让她自己去疯一阵子吧……"它们体谅地说。

不是在幸福的时候哦……
嗯，
不是在幸福的时候，


反而，很遗憾的，是在不幸的时候，
我们才有机会，
探知自己能够，

爱到什么程度……

她爱他。

她不是人类，喜欢在黑暗中漫步。

他是人类，喜欢在阳光下奔跑。

她想陪伴他在阳光下奔跑，她去找了花朵女巫想办法。

花朵女巫吟唱着咒语，为她织了一件能够暂时吸收阳光的袍子，告诉她："你穿上这袍子，就能短时间陪他在阳光下行动，但这件袍子在日间吸收的阳光，都会趁你在黑暗中一人独处的时候，从袍子中释放出来，焚烧你。"

她点头表示知道了，支付了三百枚骨片给女巫，领走了袍子。

从此，她可以短暂地陪伴他在阳光下奔跑，这令他很高兴。而到了黑夜，她就一个人躲在黑暗中，忍受焚烧的痛苦。

"嗯，没关系的。"她双手环抱住遭受焚烧的自身，勉励着自己，"不是在幸福的时候哦……嗯，不是在幸福的时候，反而，很遗憾的，是在不幸的时候，我们才有机会，探知自己能够，爱到什么程度……"

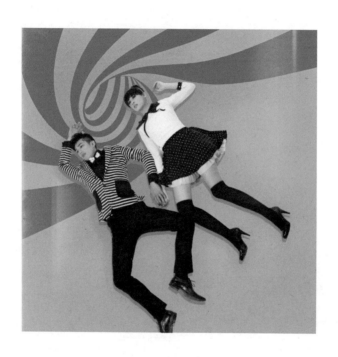

77 WAYS
TO
LOVE

你那时发给我的短信，

我一直留着没有删除，

因为我还是需要一点证据，

证明即使是你，

也有过那么爱我的时候……

爱了就会活过来

不死一族最大的问题是：对什么都很快就腻了。

像她现在就已经对他的俊美感到腻。

她粗暴地把这阵子送给他的华服、名画，一股脑塞进她送他的跑车，接着把俊美的他，也一并塞进跑车去，然后起脚一踹，把跑车踹出三公尺外。

她这次还是忍不住掉下了眼泪，不是心痛恋情的结束，而是她讨厌这样的自己。

她把自己关在地窖，三个月没有出去。

过了一年，她已经又有另一个俊美的男伴了，她挽着他的手，夜游完毕回到家门前，她看见那辆她踹走的跑车，以及跑车里的华服、名画，都被归还，放在大门前。

名画之中，最贵的那幅林布兰特之上，有好看的字迹写着："你那时发给我的短信，我一直留着没有删除，因为我还是需要一点证据，证明即使是你，也有过那么爱我的时候……"

她看着那几行字，默默流下泪来。新上任的俊美男伴伸手要帮她拭泪，被她粗暴地一吼："走开！"她手臂一挥，新的男伴如同破娃娃般，飞出了三公尺外！

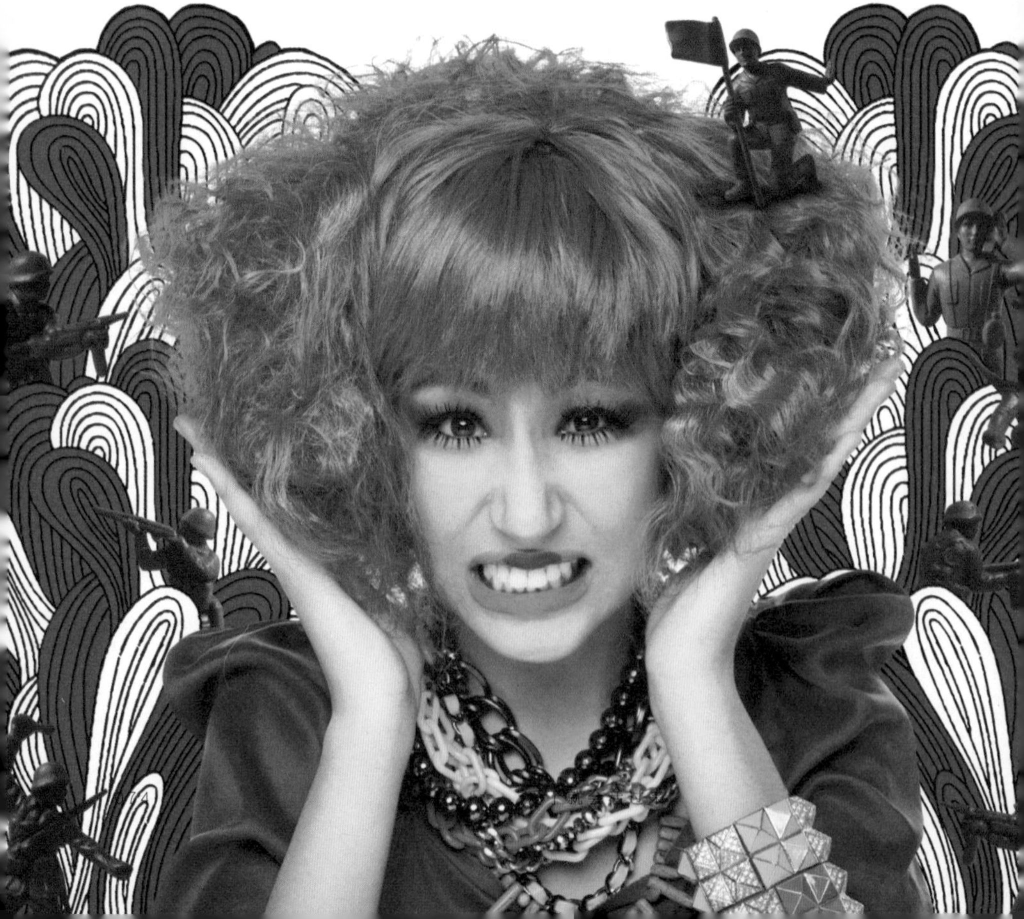

我答应他

我们会一起

给所有的钱币

重新取一个名字

然后再决定

我们要用哪一种买吃的

用哪一种丢出去许愿


我答应他

我们会一起

给所有的马路

重新取一个名字

然后再决定

我们要在哪一条相遇

在哪一条错过

我答应他

我们会一起

给所有的植物

重新取一个名字

然后再决定

我们要为哪一种浇灌

让哪一种枯萎


我答应他

我们会一起

给所有的节日

重新取一个名字

然后再决定

我们会在哪一个节日幸福

在哪一个节日悲伤

爱了就会活过来

所有节日，虽然一年才过一次，对她来说，频率都还是太密集了。

简直比人类的周末还要密集。

她在咬啮少年象牙白的颈脖之前，捧住少年的脸，对他说："下一刻，你将从痛苦中醒来，然后你就会开始如影子般地存在，仿佛在隧道里悠然奔驰，但看不到隧道的尽头。"

少年坚强地点了点头，看着她美丽的眼睛，问："那么，我们是否应该一起记得今日，作为我们今后一年一度的节日？"

她凄凉地微笑了："不会再有一年一度这种事了，你将再也无法察觉一年的逝去，如同现在的你，无法察觉一秒的逝去。"

说完，她低下头，吻住他的颈。

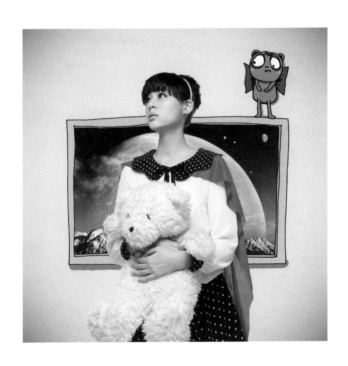

爱了就会活过来

当你还爱我的时候，

你套在我手上的戒指，

如同闪闪发光的皇冠

等到你不爱我了，

这戒指啊，

就变成了

痛彻心扉的酷刑……

不死一族也许绕得过死亡，但绕不过痛楚。

她虽恋爱过这么多次，但只有那一次，她对自己信心过高，且严重低估了时间磨损爱情的杀伤力，贸然戴上了定情戒。

男巫岂是可以轻易悔婚的对象啊？
即使是不死之族的她，也再无法脱下那枚戒指。

这枚戒指不但严重地限制了她的力量，而且渐渐收紧，令她越来越痛。

她去拜托男巫，想卸下这戒指。
男巫抱歉地说："这枚戒指的铸造指令是：如果我俩相爱，它就吸纳我俩之心力，供我们役使；如果我俩失爱，它就吸纳我俩之冷漠，成为无法摆脱之重担。"

"那……你可以再爱我吗？……"她提出了看似合理，实则荒谬的要求。
男巫爱莫能助地说："亲爱的，我俩以为凭我们能控制爱的去留，我俩当时都太天真，太小看爱了。"

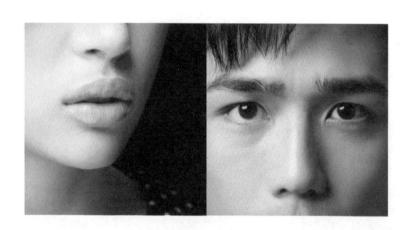

77 WAYS
TO
LOVE

我们恋爱过，

只是我们爱过的那个人，

有时并不真的存在。

他可能只是我们被寂寞驱赶

而信步乱走时，

遇到的一堵无辜的白墙，

却被渴望恋爱的我们，

狂热地把我们心里向往的爱情电影情节，

全部在他身上投影了一遍……

除魔者对他说："只要你在人类之中，找到一个真正爱过你的人，我就为你撑开赦免之伞，助你在阳光之下，度过耻辱之河，而且，从此不再追猎你。"

他俊美的眉心，因为愤怒而微微皱出了一道刀劈般的痕，但他没有咒骂，反而狂笑，并当着除魔者面前"唰"一声展开了有爪的双翼，蹿上了高空，以圆月为背景，高傲地对除魔者说："爱过我的人，何劳远寻！街口那家便利商店的店长，就是其中之一。"

除魔者迈步如风，进了那家明亮如雪地的便利商店，向那美丽的店长，指着窗外，询问："你爱过窗外那名不死之族吗？"
美丽的店长望向窗外，神色一片茫然，反问除魔者："窗外有人吗？我什么都没看见啊？"

除魔者苦笑着叹了一口气，缓缓步出店外，对半空中的他说："店长看不见你，这表示你弄错了，对没有爱过你们的人来说，你们根本就不存在。"
除魔者说完，向他举起了架好银箭的石弩，把弓弦缓缓拉起。

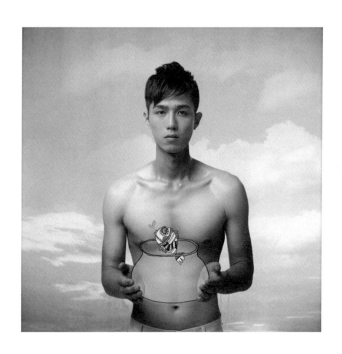

爱了就会活过来

很多人以为我在对你倾诉，
而你的冷漠会伤害我。
嗯，不会的，
你的冷漠完全不会伤害我。
因为我完全不是在对你倾诉，
我只是假装在和你说话，
而我心里期待的是，
从旁边经过的那个人，
会听见我好不容易说出口的，
那个最重要的字……

77 WAYS
TO
LOVE

狼人喜欢对月亮嚎叫。

半人马喜欢对星星喃喃自语。

人鱼抱着空洞的贝壳吟唱。

女巫念咒时，心口上按住了遭焚的魔书仅剩的那
一张。

很多人以为我在对你倾诉，而你的冷漠会伤害我。
嗯，不会的，你的冷漠完全不会伤害我。因为我完全不是
在对你倾诉，我只是假装在和你说话，而我心里期待的
是，从旁边经过的那个人，会听见我好不容易说出口的，
那个最重要的字……

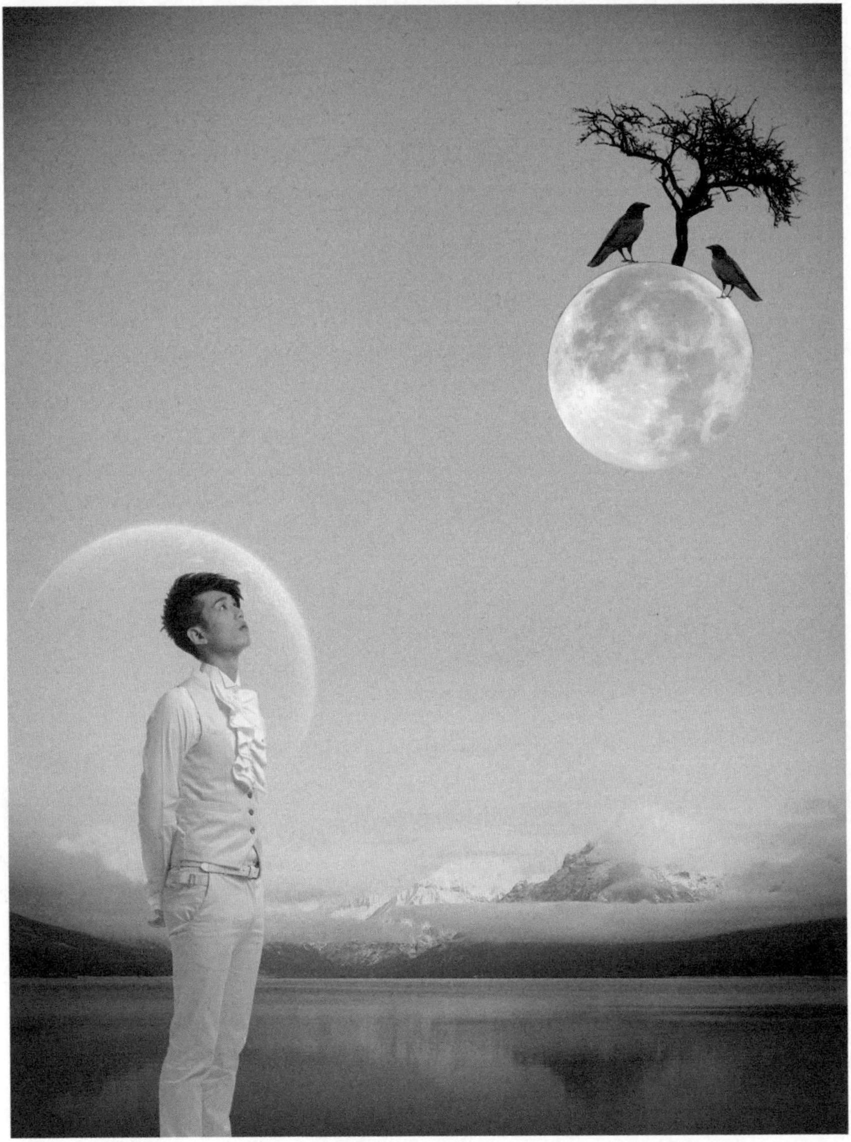

爱是海……
它的威力多大，
取决于你这次
到了多深的地方……

爱了就会活过来

除魔者这次面对她，心中竟然感到一丝前所未有的害怕。

除魔者再三确认自己的准备：咒语、圣水、经书、银子弹。

都没有缺，为什么仍然会害怕？

除魔者瞪着眼前的她。她飘在半空，一手捧着闪耀的魔珠，另一手牵着她新寻获的人类爱侣。

除魔者看不出她什么地方变强了，但她倒是看出了除魔者的疑虑。

"是因为爱啊，除魔者，是因为爱……"她的声音嘶嘶地传进除魔者的耳朵。

宣示了这个秘密之后，她手中的魔珠迸射出强烈的光芒。

除魔者凄厉地大喊一声，以经书掩住双眼，踉跄逃去。

然后呢，本来应该很得意的她，却也忽然露出了惊恐的表情：因为她意外瞥见了身旁爱侣的眼中，竟然对她流露出厌恶的眼神。

"这比纯银的子弹还令我痛苦呀！"她嘶喊著，撒开爱侣的手，掩住双眼，踉跄逃去。

爱了会痛，

痛了会有一种放心，

因为知道自己，

不只是幻影……

爱了就会活过来

　　他的人类恋人，脾气可以坏成这样，他同族的人，都觉得不可思议。

　　那名恋人每次生气，就拿沉重或锐利的东西，任性地往他身上砸，但不管砸出了什么样的伤口，当然都会在瞬间就愈合。

　　大家都替这坏脾气的恋人捏一把冷汗，因为大家都知道，他如果被砸得痛到发火，发火到失控，失控到变身，那么，他的巨掌只要轻轻一捏，坏脾气的恋人就再也吸不进空气了。

　　同族的人这样警告他时，他一笑，露出很大颗的牙，说："我不会因为被弄痛而失控的。会痛才好，会痛才能够想起来，自己是人类的部分。"

看着自己被爱情慢慢地遗弃，

好像一个人坐在沙滩，

看着潮水离去。

你如果坐着不动，

会很不甘心，

你如果起身去追，

追几步就知道追不上，

你如果纵身跃入这潮水中泅泳，

就发现游到力竭也没有尽头。


于是呢，

我们乖乖地坐在爱情的沙滩，

看着潮水离去。

爱了就会活过来

　　善于观星的半人马族，一直有一个难题。

　　他们一旦恋爱，就会变得害怕观星，害怕在星河之间，预先看见什么端倪，进而预知自身恋情的变异。

　　来自热带的树之男巫，为这些恋爱中的半人马，栽植了一条很长很长的树之隧道，以树遮住天空，这样半人马们并肩约会谈心之时，可以躲在树荫下，看不见星星，无法预知未来，才能如同平凡人类，忐忑不安而甜蜜。

有些人羡慕别人的爱情，

像羡慕别人身上的衣服那样，

恨不得去买件一模一样的来穿。

请不要这样想，

你不知道那件看似美丽的衣服，

穿起来是什么滋味。

也许勒紧到她快窒息，

也许她为了穿住那件衣服，饿了五年了，

也许布料让她浑身发痒起疹。

你不是穿的人，

你不知道的……

爱了就会活过来

在大雨中狼狈渡河的狼人，好想要拥有人鱼的鳍和尾。

而被寒冷暗潮冻到哆嗦的人鱼，好想要狼人的皮毛。

你为爱受苦，
就算苦到如行尸走肉，
也难以因你一斤的苦，
而增对方一丝的甜。
对方没有因你受苦而快乐，
就没理由觉得亏欠你，
也就难有理由想报偿你。

很遗憾，
你的受苦，
难以被感激，
只可能遭忽视、
遭避讳、
遭嫌弃，
因为无人因你而获益。
所以，苦完必需的量，
就让这苦，
深埋成人生的矿吧。

爱了就会活过来

不死一族通常一点也不珍惜人类的命，就像人类用餐时，对盘中剩下的吃不完的任何肉类，也都很少感到痛惜。

如果人类慑于不死一族的力量，而求他们赏赐一点爱，那人类也求不到什么像样的爱，就像猪圈里的猪，再怎么向人类乞求爱，也乞求不到宠物小猫所得到的爱。

"受苦，是换不来疼爱的……"如果供应肉身给人类食用的牛、羊、鸡、鱼，能够开口规劝那些苦苦哀求爱的人，应该会说这一句吧。

你为爱受苦，就算苦到行尸走肉，也难以因你一斤的苦，而增对方一丝的甜。对方没有因你受苦而快乐，就没理由觉得亏欠你，也就难有理由想报偿你。很遗憾，你的受苦，难以被感激，只可能遭忽视、遭避讳、遭嫌弃，因为无人因你而获益。所以，苦完必需的量，就让这苦，深埋成人生的矿吧。

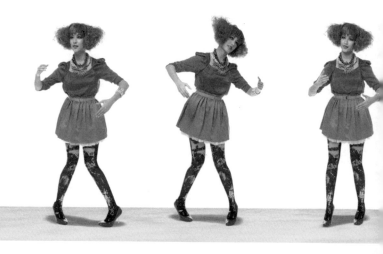

爱了就会活过来

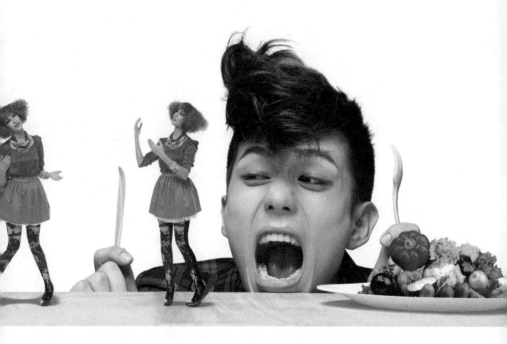

77 WAYS
TO
LOVE

恋爱时脱口而出的诺言，

都是真心的，

如同季节到时，

树梢结成的果实那么真。

只是你也知道，

果实从离树的那一瞬，

就开始快速地迈向过期，

若没能及时吃掉，

再怎么香的果，都会变得腐坏难闻。

所以啊，

恋爱中的诺言，到后来常令我们难受，

并不是因为它们当初就虚假，

它们很真，只是过期了。

　　他们是彼此的初恋，他们对彼此的青春爱不释手，以至于当机会来临时，他们果断接受了不死者的邀请，从此放弃衰老和死亡的权利，凝固在此时的心智与外表。

　　不死者得以不死，那么，不死者之间的爱情，会不会死？

　　他们去请教族中的博学者。博学者哈哈大笑地说："即使宇宙中号称全能的造物主，对于爱也会有闪烁不定的时刻。他出于爱而创造了万物，但当万物令他失望之时，他也不免暴怒，而要毁弃万物。你们两个以生命为赌注，逃避了身体衰老，怎么能再妄想逃避爱情的衰败？"

　　他们听完这番话，沮丧地告退。回到栖身之处以后，他们依偎在月光下，他们仍然像往日那样缠绵，嗅闻彼此的体香，亲吻眼睑和发梢。

　　"我爱你。"他说
　　"我也爱你。"她说。
　　然后他们陷入沉默，因为他们忽然都分心了，他们都有一部分心思飘到了一旁，有点不安地揣测着：当他们的爱衰败时，他们要拿彼此这永恒的青春怎么办……

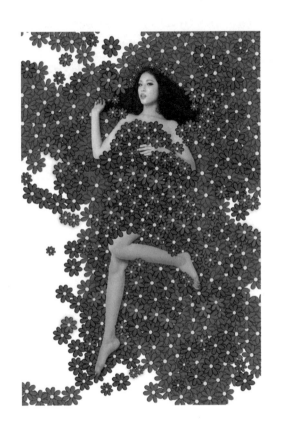

爱了就会活过来

突然发现爱已消失时，

往往错愕，不懂发生了什么。

就算拼命追究，

恐怕也只是徒增难堪。

这时啊，

也许只好学动物自行疗愈：

深呼吸，闭目回想当初这爱来时，

其实也是何等莫名，无迹可寻。

怎么来，就会怎么去吧。


这样回想后，虽然仍痛，

但或能醒悟爱的本质，毕竟如此，

然后惆怅放开。

她在地铁站和他对望的时候，心跳忽然变得好快，这对她来说，是从来没发生过的事。

她渐渐有了期待，到地铁站时，总忍不住搜寻他，如果找到了他，和他对望一眼，心跳加快，她就似乎有点快乐。

终于有一天，她心中暗自决定，今天如果能在地铁站再遇到他，她就要上前和他说话。

她进了地铁站，找了一阵子，却找不到他的身影，她很失望，徘徊了一下，最后只好自己进了地铁的车厢，车厢门缓缓关上，开走。

她落寞地坐在空荡荡的车厢里，不知道她想见到的他，其实正抱膝坐在同一节车厢的车顶上。

疾风暴烈地刮动他的衣服。车厢里的她，当然不可能知道还未曾相识的他，为什么会想要避不见面。

而他当然明白自己避不见面的理由：因为，他也开始期待见到她了，他可比她这个人类有经验太多了，他知道这是爱要开始的征兆啊。而他这次竟然会在事情还没开始之前就心软了，也许是难得地感到怜惜吧，于是他逼迫自己，放过了她。

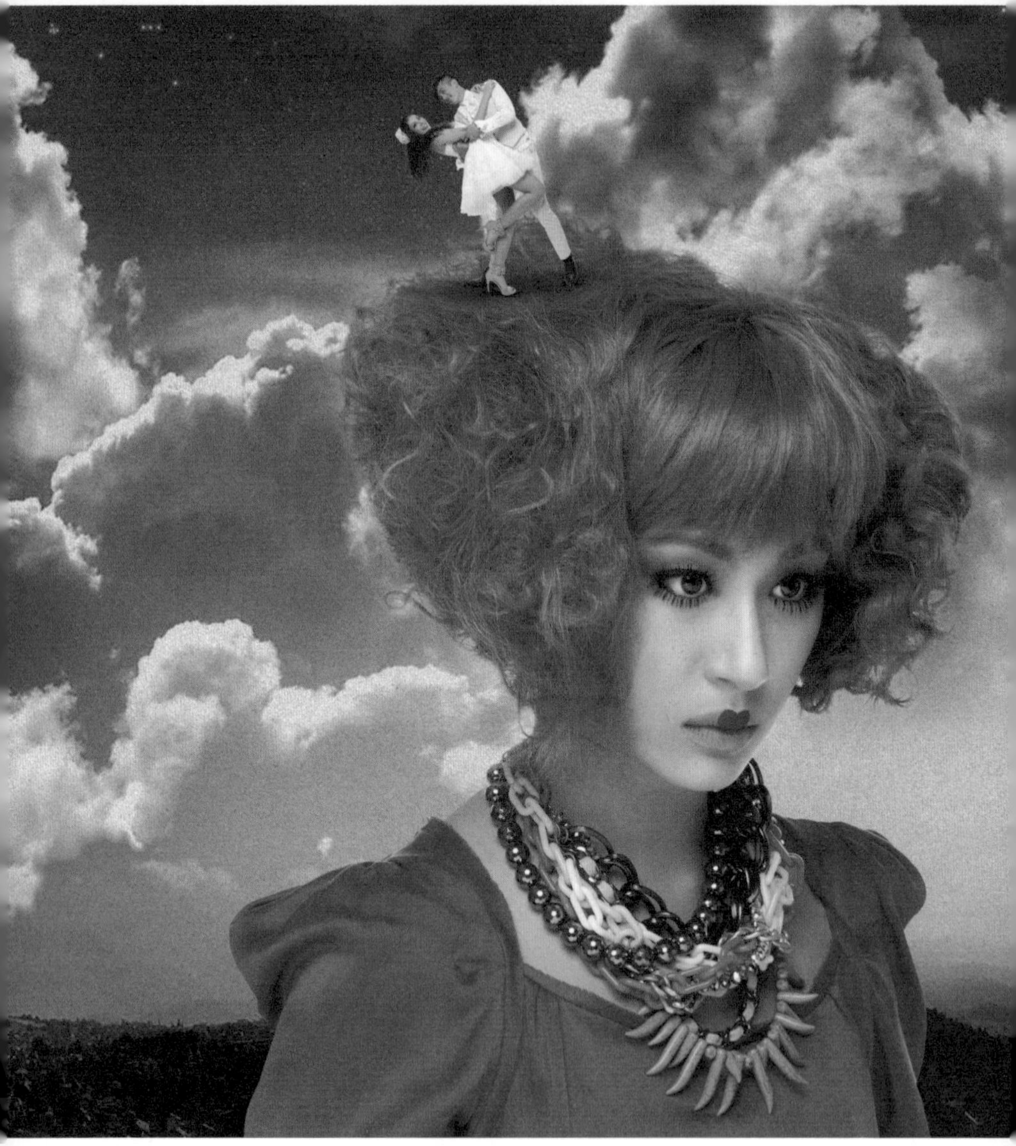

我们像电波发射台一样，

一次次地发射出爱的讯号，

期待收到一点点回应，

证明我们不是宇宙中唯一的存在，

好给我们自己一个继续在宇宙飘浮下去的理由。


只是常常，我们收到的，

只是自己的回音而已……

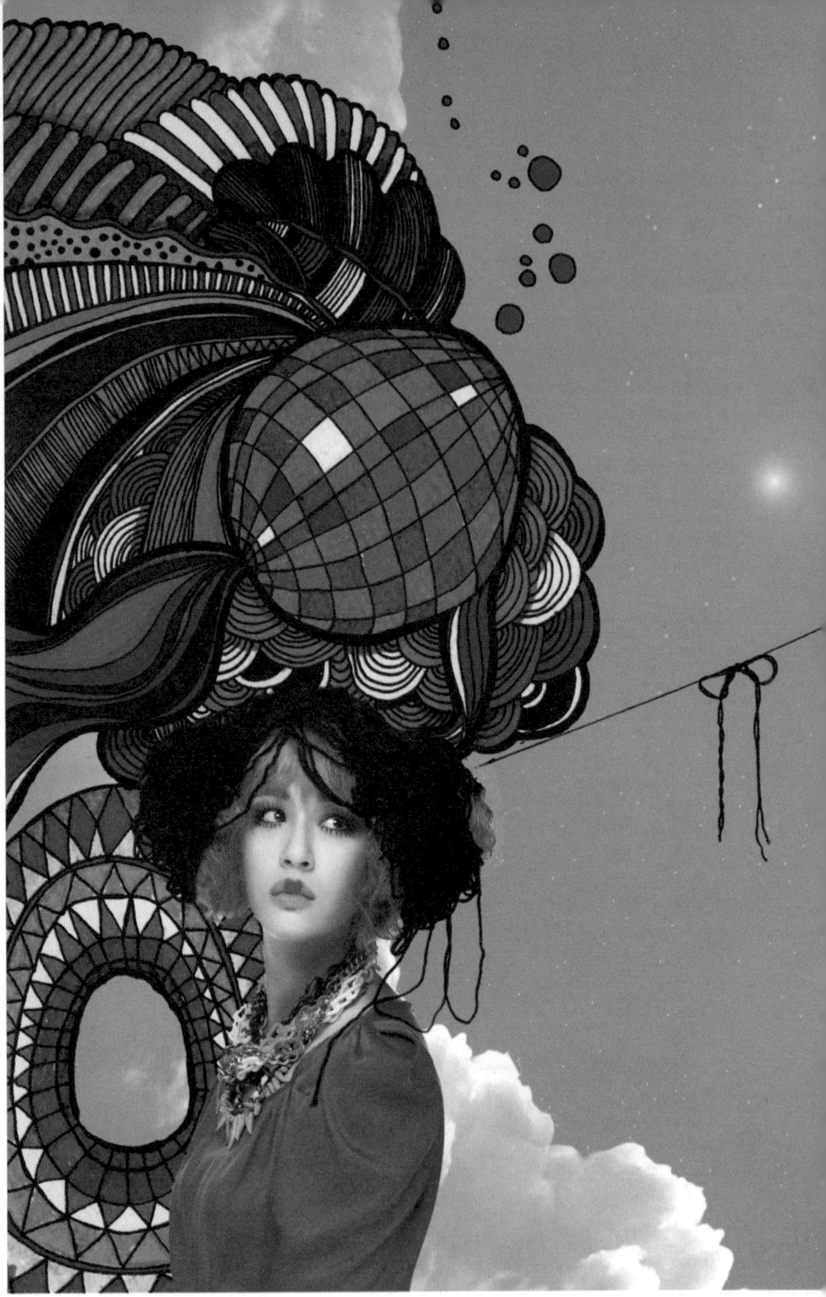

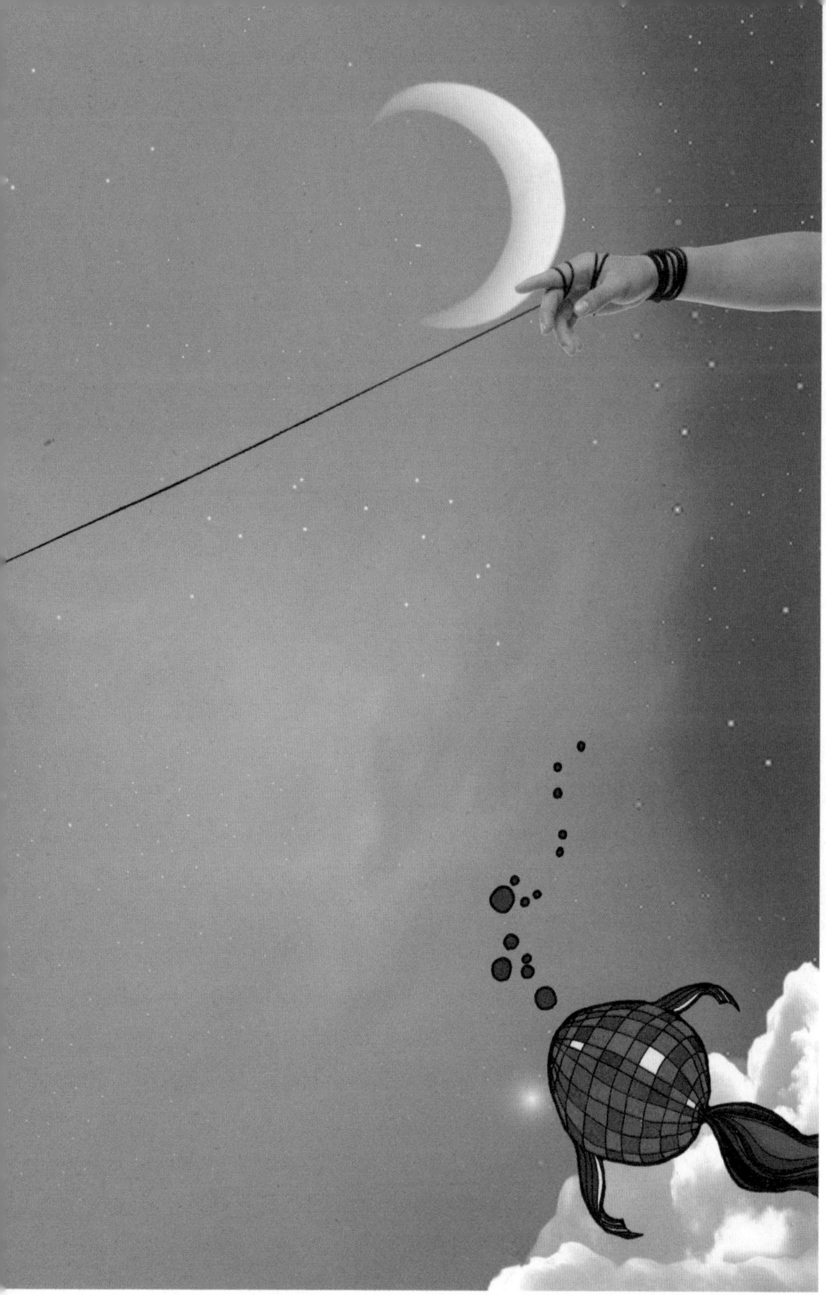

　　蓝头发的花朵女巫，比较善于运用蓝色的花。

　　她在熬过了一整个孤单的冬季以后，认真地拜托一整
条公路的路边的所有蓝色的花。她是这样拜托的："当那
个值得我爱的人，开着车经过你们时，你们要在他的车窗
外飞舞，令他对蓝色着迷。"

　　"那么你呢？"蓝色的花朵们，反问蓝发的女巫。

　　"哦，只要收到你们的消息，我就会穿上蓝色绣花的
上衣和长袜，在公路尽头等他。"女巫说。

　　蓝色花朵的代表们微笑地退下了，退到房外以后，代
表们终于忍不住彼此交头接耳，窃窃私语："她想得真美
呀……她想得真美呀……"

不用在这些节日
特别对我说
你爱我的啊
当你说出
你爱我的那一日
就成为了
我的节日呀……

南方的倦意男巫，钻研催眠之术。

催眠术施放之后，需要埋伏一句启动法术的咒语。被催眠的人，本来一切如常，直到听见那句启动咒语，就进入催眠状态，被施术者控制。

可是花朵女巫一族，对催眠术常有戒心，倦意男巫不管设下多么生活化的启动咒语，总被花朵女巫们识破，催眠也就失败。

终于有一天，倦意男巫找到了一句启动咒语，竟然能使女巫中埋伏，被催眠，屡试不爽。

北方的雪之男巫，听说此事，非常惊讶，驾着满天风雪，来访倦意男巫。

倦意男巫懒洋洋地回答贵客："这句咒语其实一点也不稀奇，很多人都会，怪就怪在……大家都不提防，使用起来也很方便，这咒语……只有三个字。"
"哪三个字？"
"我爱你。"

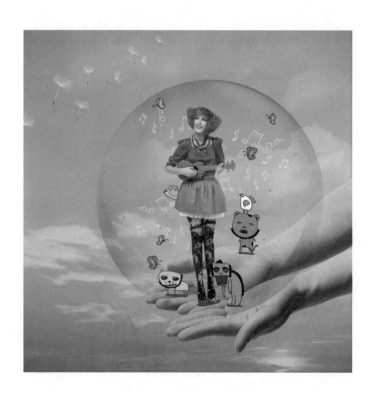

77 WAYS
TO
LOVE

上段恋情，

全心投入，结果重伤。

于是这次恋爱怕受伤，

就很保留。

这意味着：

上次那个伤你的烂人，

得到过最完整的你，

而这次这个努力中的情人，

却得到个很冷淡的你。

我知你是保护自己，

但这若是做生意，

你这店一定倒的。

永不再来的恶客，

得到最好服务，

而新客上门，却备受冷落，

这店怎么不倒？

　　她在城里最湿冷的那一边，开了一家很小的咖啡厅。她供应美好的饮食，给不同的族类。如果来客是人类，就用厨房左边的炉具来烹饪，做出香的咖啡、香的松饼给客人吃。

　　如果来客是她的族人，那她就用厨房右边的炉具来烹饪，在香的咖啡和松饼里面，加入他们这一族会喜欢，但人类不会喜欢的食材。

　　有一次，店里来了一位客人，她竟然无从辨别他的族类，这件事使她非常困惑，但也感到无比新鲜。

　　她拿出了所有的厨艺，用尽心思地款待他。而他不可思议地对任何饮食、任何烹饪方法，都能充分地心领神会，陶醉于美味之中。

　　她很欣喜，觉得遇到了知音。
　　但极为扫兴的是，这位优雅的客人，消失的方式却很恶劣。他竟然趁她忙于全心取悦他的时刻，出手偷走了她最好的一颗宝石，然后消失不见。

她感到羞耻和愤怒，把厨房的东西摔得一塌糊涂，从此左边和右边的炉具混杂，纯粹的香味再不复见！往日客人皆感失望，掩鼻而去。

唉，上段恋情，全心投入，结果重伤。于是这次恋爱怕受伤，就很保留。这意味着：上次那个伤你的烂人，得到过最完整的你，而这次这个努力中的情人，却得到个很冷淡的你。我知你是保护自己，但这若是做生意，你这店一定倒的。永不再来的恶客，得到最好服务，而新客上门，却备受冷落，这店怎么不倒？

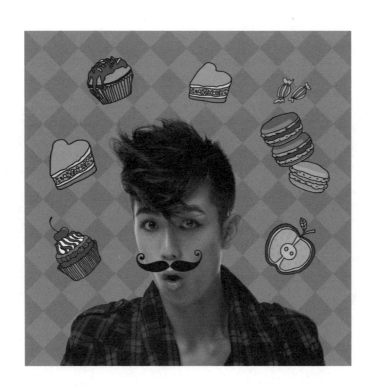

嗯。

幸福没有一定的样子，

因为幸福不是量产的……

幸福是，

每个人自己，边做边学，

手工制作的……

爱了就会活过来

人们在家里看着电视傻笑着，窗帘偶尔被风掀动，露出窗外天上圆圆的月亮。

"满月了!"她发现满月之后，心底惊呼一声。她还在办公室加班，根本整天忙到不可能去注意满月这样的事。

她看看手表，急忙脱下办公室穿的高跟鞋，换上方便走路的球鞋，快步奔向地铁站。

她搭着地铁，地铁有时奔行在地下，有时浮出地面，浮出地面时，大大的满月就会把银白的月光洒满整个车厢。车厢里的人渐渐越来越少，地铁晃着晃着，来到了最后一站，城市的边缘。

车厢的广播念着站名，请所有乘客下车。她背着一大袋食物，走出车厢，看见隔壁车厢走出来一位满头白发的老太太，也像她一样，背了一大袋食物。

她们两人打了招呼，一起往车站外的、城市边缘的森林走去。食物似乎有点重，但两人都面露幸福的微笑。

"虽然我们所爱上的人，都会在满月的夜晚，变成另外一种动物，但如果可以幸福地在一起，这又有什么关系呢？"她对老太太说。

嗯。幸福没有一定的样子，因为幸福不是量产的⋯⋯幸福是，每个人自己，边做边学，手工制作的⋯⋯

爱了就会活过来

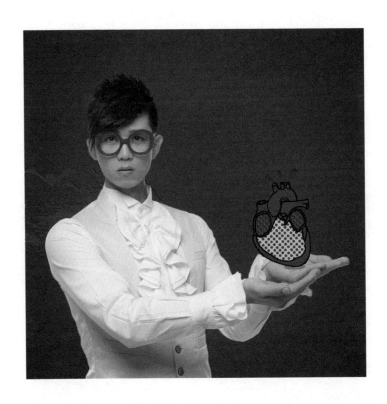

77 WAYS
TO
**LOVE**

有些恋爱，

越爱越寂寞，

简直就像明明已经睡着了，

都在做梦了，

却老是梦到自己正在失眠一样，

好亏呀……

爱了就会活过来

她沉睡了几千年，其间做了几十万个梦，于是她无可选择地变成了梦的大师。

她自由进出人类的梦境，如同轻易推开别人的窗和门，她通常只窥探而不干涉，她羡慕别人欢乐的梦，也羡慕别人悲伤的梦。

当她看到有极度疲倦的人，好不容易睡着了，做梦了，却不幸地梦到自己正被失眠所折磨，她会感到同情，但也会偷笑。

绝大部分人，无法察觉她来过梦里，只有在醒来时，会闻到淡淡的远古异国陈旧香料的气味，那是她被绷带包住，沉睡几千年之间，唯一陪伴她的、梦里的气味。

如果竟然有人能察觉她来过梦里，那么，要不然就是她故意留下了线索，要不就是……她因为那梦的内容，而对梦的主人动了心，产生了爱。

对于活在
我回忆里的你，
我既不想随意丢失，
又不知如何安放……

爱了就会活过来

　　不死一族的没办法快乐，有很大一部分是因为，他们负载了太多的回忆。

　　不只是他们自己的，还有别人的：他们每次交换血液，就被迫也同时交换了彼此的记忆。于是他们心中永远充满了来自他人的、不清不楚的失落或憎恨，懊悔或留恋。

　　他们去向花朵女巫求助，女巫笑着摇摇手，拒绝了他们。女巫说："连我自己都不知道该拿回忆如何是好呢。"

所谓"失恋",

并不只是失去一个恋人。

所谓"失恋",

是你因这个恋人,

而写的诗,而拍的照,

而想象出来的幸福,

而变成的那个比较好的自己,

一下子都失去了依据。

就像你正在盖一座城堡,

而那人离开时,

把城堡底下的土地

一起带走。

爱了就会活过来

巨大的，着迷于宝石的，由鼻孔喷火的，住在摩天大厦里的刺尾龙，自从放走了少女之后，一直在等少女带着贵重的爱回来。

而少女再也没有回来。

从来都没有见过爱的龙，理所当然地愤怒了，他一想起来，就气到用力地喷火，把一整栋摩天大厦喷成了一个大烟囱！

南方的倦意男巫，被大家请托，飞来安抚愤怒的刺尾龙。

"你在气些什么呢？"男巫问龙。

"我失去了爱!"龙低声吼着。

"你从来就不曾拥有爱呀，亲爱的龙。"男巫安慰他。

"但她答应了要给我，那就是我的!是我的却没有了，那就是失去！！"

"哦，天哪，从没有恋爱过的家伙，竟然也能失恋？！好吧，如果你觉得无所谓，就尽管把你自己家烧掉吧！"倦意男巫不耐烦地飞走了。

"轰"一声，摩天大厦变成了一根巨大的火柱！

"谁规定没有恋爱过，就不能失恋？！ 谁规定的？！ "龙的怒吼声如同雷鸣，隆隆地摇撼着可怜的、变成火把一般的摩天大楼。

爱了就会活过来

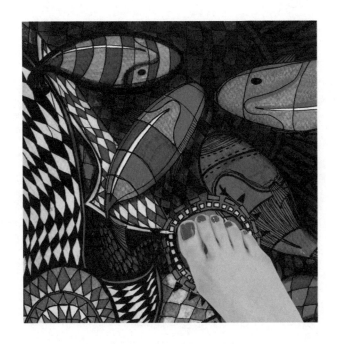

77 WAYS
TO
LOVE

你觉得他只爱你七十分，

于是你一意索取尚缺的三十分，

这样做，合理吗？

不是该先投入你七成的心力，

去回应他那七成的爱，

然后你若有余力，再索取尚缺的三成，

这才合理吧。


店家岂会出动全体员工去招揽没上门的三成顾客，

却把原有七成顾客都冷落气跑？


爱情本不能计算，

一定要算，建议这样算。

爱了就会活过来

他没有钱，她给他钱。

他喜欢古代的金玉法器，她向同族的古老世家们换来古代的金玉法器送给他。

他喜欢环绕摩天大楼飞行，她拉着他在月夜，环绕着城里最高的那栋摩天大楼飞行。

但他仍不快乐，总是皱眉，带来皱纹，于是他作为人类的青春，快速凋萎。

他很快不再美丽，于是她就弃他而去。

"青春美丽，能值什么？不过是车窗外快速掠过的风景，不能撷取，就该丢弃。"

当我们知道某位往日的恋人有了新恋情时，

我们心中的小舞台是否会

举行一场没有别人参加的小典礼？

我们细细切下一些回忆的样本，

关于这位往日恋人所擅长带来的甜蜜和怨憎；

在多事地代为感到庆贺或忧惧的同时，

我们把这份匿名的纪念品，

郑重地移交给即将经历这位恋人的下一位。

爱了就会活过来

她有时会跃上她古堡的塔尖，抱着膝盖，想着：

如果有一天，她的所有前任，愿意聚集在一起……

那会是为了她的婚礼，还是她的葬礼？

没人喜欢喋喋不休的人。
因为说话是两个人的事，
她只顾自己说，不顾你想不想听，
当然让你头痛。

恋爱，也是两个人的事，
你只顾自己一味付出，
完全不管对方愿不愿接受，
这样的付出，也只会使对方头痛。

所以，请别再因为自己在付出，
就认定自己一定是比较委屈的那一方啊。

　　　　　　　　　爱了就会活过来

为了能见到陆地上那位创新人们观影经验的、众人仰慕的天才，红鳍红尾的人鱼吞下了黑发女巫给的药，吞药后，她的红色鳞片一一脱落，鱼尾化成双腿，让她能走上陆地。

她珍惜地捡拾掉落的美丽鳞片，用巨大的贝壳盛着，带上岸去送给那天才当见面礼。

天才不知道那些是人鱼的鳞片，他不在意地捡起一片鳞，放到眼前看了看，说："哇，这种镜片很迷幻哦!"他随手把鳞片交给他旗下的镜片实验室去研究。而他的公关主任很专业地回赠了一副天才最新研究的立体眼镜给人鱼，天才向人鱼握手道谢，去见下一波的访客了。

人鱼回到海里，为她失去的鳞和尾而哭泣："我付出了这么多……"

黑发女巫抚着人鱼的长发，叹了口气："唉……你不知道他要什么，你再怎么付出，也只是用箭去射一个你看不见的靶啊。"

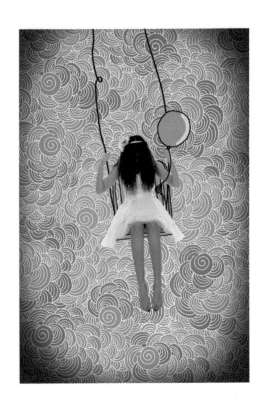

爱了就会活过来

曾经爱过，后来忘记了，

跟从来没有爱过，

毕竟是两回事……

就像望着已经没有花朵的枯枝，

心里其实知道，

在某个不为人知的花季，

那些枝上

曾经火烧般地

开满了花呀……

北方的雪之男巫，有一面冰做的镜子，整年都不会融化。

如果你带一款罕见的蝴蝶给他，他就会为你掀开冰镜上遮盖的蛛网，让你看见你曾经最爱的人，现在生活的样子。

半夜，没有访客的时候，雪之男巫常常自己一个人，坐在冰镜的前面，望着冰镜。

不过男巫不会落泪，他有能力使一切泪在落下之前就冻结。

我在盖这座房子的时候，
我抱着的是晴天的想法，
而不是阴天的想法。

我在种这棵樱桃的时候，
我抱着的是春夏的想法，
而不是秋冬的想法。

我在生起这炉火的时候，
我抱着的是你会爱我的想法，
而不是你不会爱我的想法……

由热带来开设讲座的树之男巫，教导大家说："我们种下树木时，树木就已经在征询我们的想法。我们将来是要用它们造纸印书，还是生火取暖，还是砍了它们来盖房子，还是随便它们野生野长、自生自灭？"

"如果它们知道了，它们长大要被我们拿来使用，它们还会长得好吗？"台下的女巫问。

"不同的树，会有不同的想法，有的会很高兴自己被制成纸，印成书，被阅读；有的会很高兴自己成为房屋的支柱，参与喜怒哀乐的生活；有的则宁愿在丛林中接受考验，即使被藤蔓勒死，或者被更高大的树挡住阳光而枯萎，也不在意。"男巫回答。

"啊，听起来……跟各式各样的人类有点像……"台下的女巫说。

"是啊。只要是生命，都必须选择。差别是：大部分的树都没有什么想法，你种它们的时候，教它们想什么，它们就想什么了。"男巫说。

"噢，这个听起来，也跟人类有点像。"女巫说。

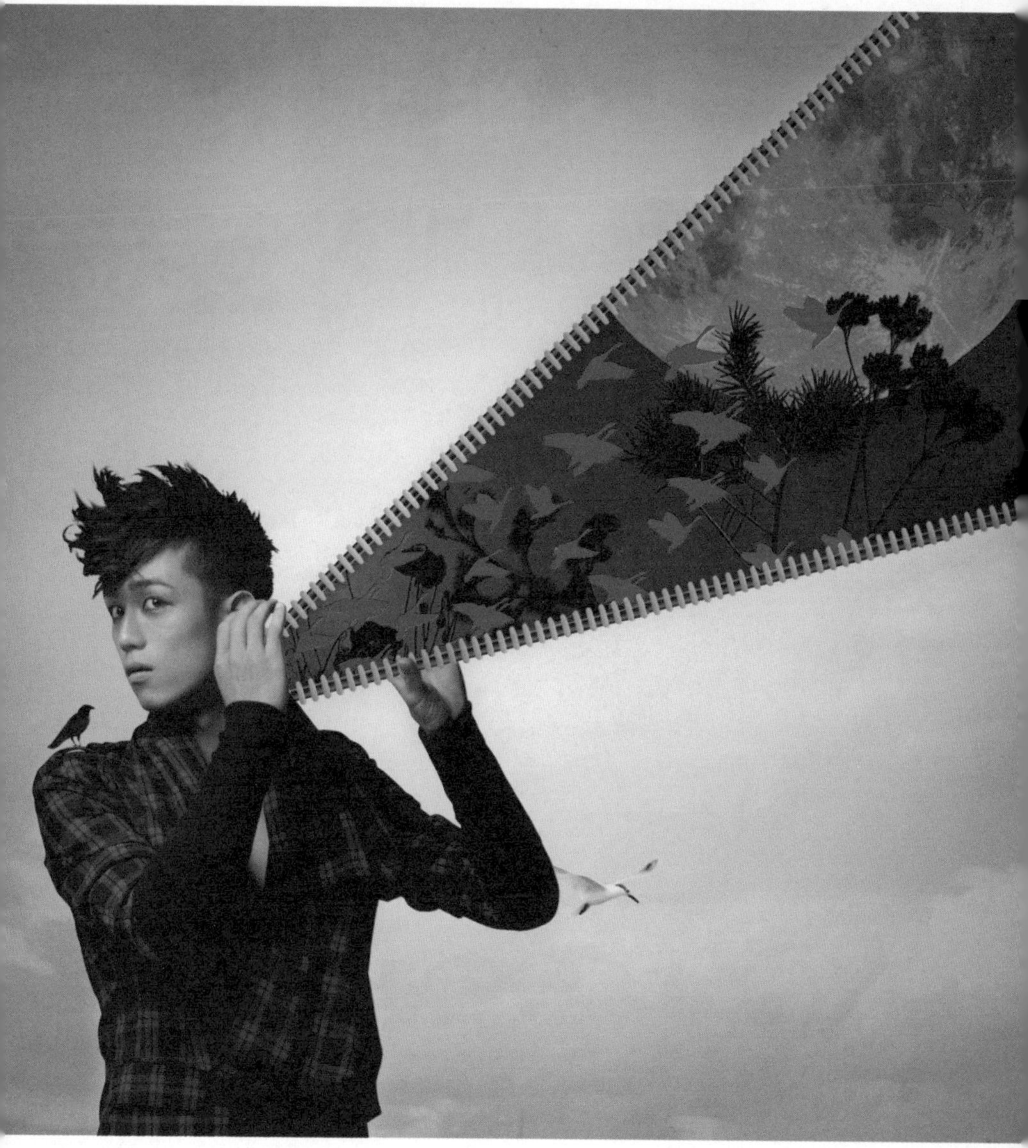

因为全心爱一个人，

而感觉到自己正在活着，

这就是我们从爱情上，

得到的最大回报了。

至于对方，

能回报我们多少爱，

就因此可以不是最重要的了……

爱了就会活过来

　　龙，会喷火的刺尾龙，因为爱上了人类的少女，竟然开始学习文字！

　　龙阅读了一些情诗，完全看不懂，不明白讲这些空话对收集宝石或填饱肚子有什么用？！

　　负责教导认字的南方倦意男巫，不耐烦到了极点，训斥龙说："如果对方的心思，和你这头蠢龙完全一样，那还有什么值得你着迷的？！"

　　刺尾龙听了，不敢再抱怨，小声表示他会服从教诲，请问男巫他该学什么关键字句。

　　"你今天的功课，就是把'我爱你'这三个字，用一百种不同的音量和语调，各说三遍，一共要说三百遍！"

　　刺尾龙有点吓到，但觉得不是太难，就抖擞起精神，说："那我就先用我们龙的音量和语调，来说一遍吧！"他清清喉咙，深深吸一口气，然后用霹雳般的雷鸣声大吼出："我——爱——你！！"
　　摩天大楼的每一扇玻璃窗，都被龙的吼声给震破了。

你太久没有开启你的电子邮箱了，

你的电子邮箱要求你

再次输入密码才能够再次开启……

你的恋人的心，

也会对你要求

同样的事……

　　　　　　爱了就会活过来

龙一吼完，对自己的音量非常满意，凝神一看，却发现大吼时把火喷得太远，竟然把倦意男巫的袍了烧掉了半截，连胡子都烧掉了三分之一！

男巫气得发抖，大骂："蠢龙！你怎么可能懂'我爱你'这三个字！！"

骂完，男巫用力挥袖，把龙所住的那栋摩天大楼，整个变成了一大坨黏答答的粉红口香糖，头也不回地飞走了。

留下错愕的龙，全身沾满粉红糖浆，他呆了几秒，才委屈地小小声说："好嘛……我下次小声一点就是啦……"然后，他在变成粉红泥沼的地毯上趴下来，闭上了眼，甜蜜而小声地练习着："……我爱你……我爱你……我爱你……"

爱是一笔交易吗？

不是吧……

既然不是交易，

那你为什么在心里悬挂起那个

泛着冷酷金属光泽的天平，

然后一直皱着眉头，

在那上面

一会儿添一个砝码，

一会儿减一个砝码？

爱了就会活过来

他们两个在一起的这么多年，他一次都不曾求过她回来。

而她曾经放低姿态地求他回来，多达十二次。

虽然两人的比数这么悬殊。但当他再度离她而去的时候，等了几个月，她仍然又低声下气地求他回到她身边。

同族的死党觉得她未免太没有尊严了，但她回答："他的生命比我的生命，短这么多。我怎么可能跟他计较什么次数？所谓尊严，有时候只是像他们那么天真的人类，用来安慰自己的奶瓶罢了。"

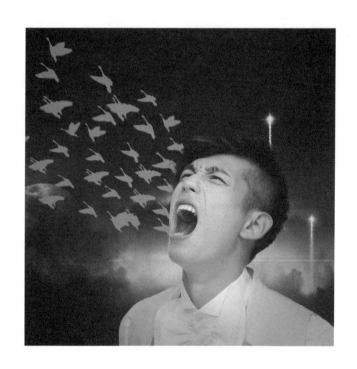

　　　　　　　　　　　爱了就会活过来

她坚强地宣示：

"我已经不需要爱了，

就像草原不需要花朵也很美，

天空不需要云朵也很美!"

我点头同意：

"是啊是啊，

但是……草原也并不会阻止，

如果有花朵要在草原上开放。

天空也并不会阻止，

如果有云朵要飘过天空……"

她的华丽金棺盖上，逼真地雕塑了她青春时的身形和
容貌。

在她沉睡的几千年中，她渐渐学会和她自己的雕像
对话。

她的雕像为了鼓励她撑过这看来没有尽头的寂寞，就
违心地说："我们已经不需要爱了，就像草原不需要花朵
也很美，天空不需要云朵也很美！"

没想到，对于这没有尽头的寂寞，她却很平和。她
回答："是啊，但是……草原也并不会阻止，如果有花朵
要在草原上开放。天空也不会阻止，如果有云朵要飘过天
空……"

坏掉的爱情啊，

如同蛀了的牙，

你想若无其事地继续依赖它，

但它开始隐隐作痛了，

等它痛到你受不了时，

你把它从身体里面拔除，丢开，

留下一个你很不习惯的空洞，

你常要舔舔那空洞，终于渐渐又习惯，

但你知道那空洞仍在，

不管你拿什么填补，

它都不再是你所失去的那个部分了。

对自己的人生失望透顶的她，找到了南方的倦意男巫。

"听说你收集人的心。我不想要我的心了，可以跟你换宝石吗？"

"可以啊，可是，没有心以后，你会对人生充满倦意哦。"男巫提醒她。

"没关系啦，总比现在这么痛苦要好。"她说。

"好吧。"男巫叹了口气，从柜子里取出他替龙拔牙换来的宝石，同时拿出了一颗黄铜铸造的心。

他把宝石给了她，说："我取出你的心以后，我会用这颗黄铜的心，替你把空出来的位置补上，但你就不再是原来那个你了哦!"

"嗯……算了。"她点头，"反正我从来没有喜欢过原来这个我。"

你说，

你就要老了。

我回答，不会的，

在我们没有见面以前，你不会老的，

如果我们永远见不到，

你就永远都不会老的……


爱情是我们的发条。

它没转动，

我们的音乐盒就永远不会转动。

　　北方的雪之男巫过生日，和他友好的一百位巫师纷纷来到他的雪宫欢聚。喝完酒后，巫师们绕着他的雪宫四周，堆了一百个神态各异的雪人，雪之男巫手指一弹，一百个雪人一起牵手而舞，众巫师哈哈大笑，道别散去。

　　次日太阳很大，一百个雪人都迅速消融，但其中有一个雪人却一点也不融化。

　　男巫感到奇怪，移步来问这雪人，为什么不融化？
　　这雪人回答："因为亲手创造我的金发花朵女巫，临走时对我说'明年再见'，我必须维持完整，撑到明年，再见到她!"

　　雪之男巫听了莞尔一笑，说："好吧，那你自己加油喽。"

你要拥有他？真好，

只是，

你能拥有他的什么呢？

你能拥有他的疾病吗？

你能拥有他的疤痕吗？

你能拥有他的回忆吗？

……


好像都不能耶，

那，你能拥有他的什么呢？

她虽然容易爱上人类，但她又总是在恋人出现第一个衰老的征兆时，就把恋人丢弃。

不管这一个征兆多么难以察觉，她都有办法注意到，一道细纹、一种语气、一个叹息，她都能准确地辨认，立刻丢弃。

所以她永远是孑然一身，她去向族里的智者哭诉，智者告诉她："你既不可能拥有恋人的青春，也不可能拥有恋人的衰老。你能拥有的，只有你对他的爱而已。"

美好的人，

并不是那么难遇到。

难遇到的，

是美好

而且深爱我们的人。


因为深爱，

我们才得以

享有

体会

进而理解他们的美好，

他们的

不为外人所知的美好……

77 WAYS
TO
LOVE

他是贵族，每一片鳞片的边缘，都有一道月牙般的白边。他监督海底的火山，预告可能的灾难。

而他是数次被人类捕捉、戏弄过、展示过又弃之于海的荒童。他曾经美丽的鳍和尾都已破损。他对海底没有贡献，和各个部落的人鱼都很陌生。他的眼神经常黯淡，映不出穿透海面投下来的阳光。

暴风来前，贵族发出大量气泡提醒所有人鱼注意。流落的荒童无处可去，蜷在贵族花园的篱旁避难。暴风形成的巨浪，折断了贵族花园最大的那株珊瑚树，珊瑚树轰然倒下，击昏了避在篱下的荒童。

人鱼的贵族和荒童就这样认识了。内疚的贵族，收留并且照顾荒童。

所有流落在外的、破损的人鱼，都羡慕荒童，因为在他们的想象里，贵族势必是多么美好的人。能被贵族照顾，多么幸运。

但贵族却开口说："你们都弄错了……你们不知道，荒童是一个多么美好的人，比我美好十倍……"所谓的贵族啊，总是有经历过沧桑的眼光，能在破败中见到珍宝，要不然怎么能算是称职的贵族？充其量只是暴发户罢了。

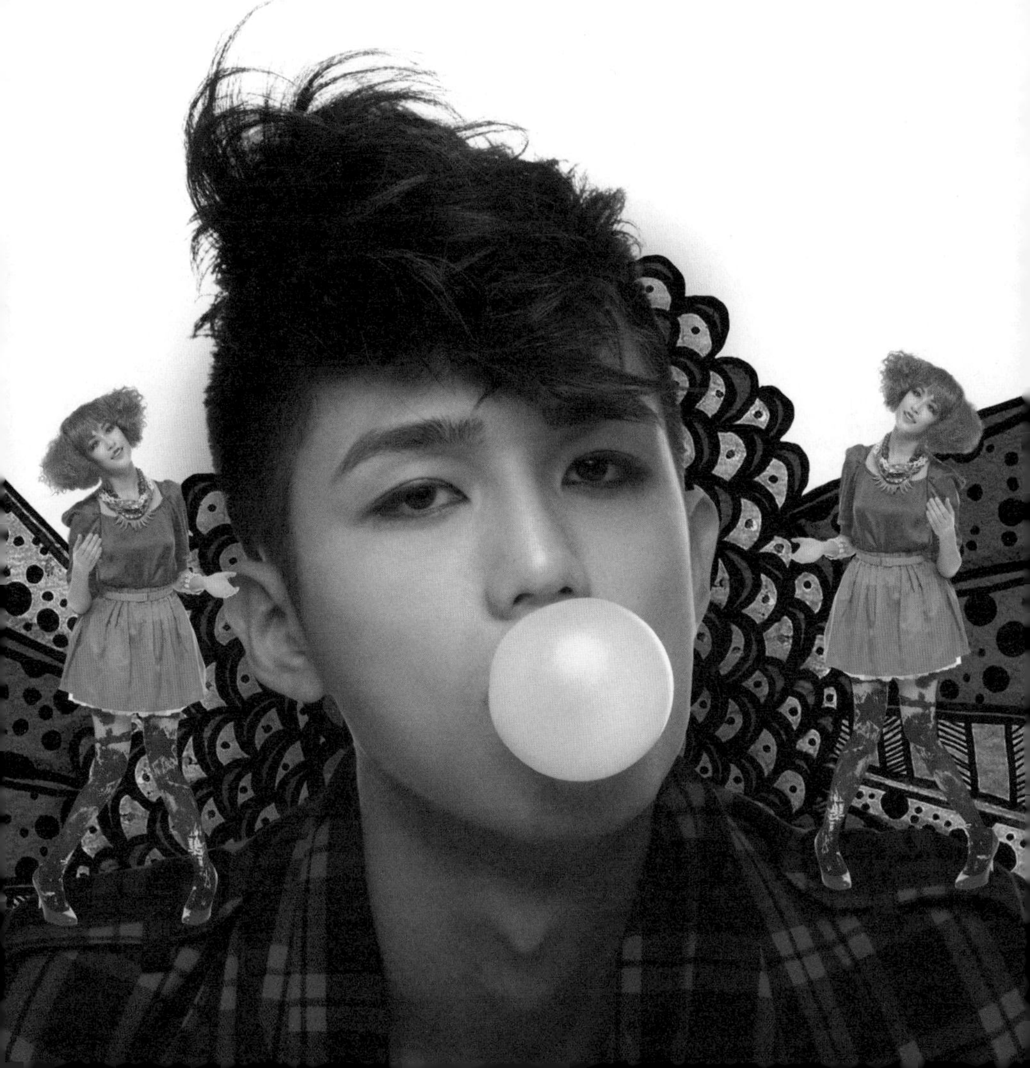

第57篇的句子

当我单向地爱着你的时候，
我只好是太阳，
我依靠我自己的光支撑。

等到我终于
也被你爱着的时候，
我休息变成月亮，
我依靠你的光，
确认我存在……

爱了就会活过来

她潜入他的梦里，痴痴地望着他，心疼他被生活所折磨，做那么多惊惧恐慌的梦。

她决定偷别人的好梦来送给他，令他可以安眠。于是他总算可以睡得好了。伴随着那些令他微笑的梦，他总是闻到淡淡的遥远异香。

他到城里最大的香料店去寻，也寻不到那萦绕梦中的味道。他满心困惑，经过香料店旁的博物馆大门前，忽然一阵心神荡漾，梦中的异香扑鼻而来。

他望着博物馆巨大阴沉的身影，有点害怕，没有进馆就离开了。

但总有一天，他会走进博物馆去的。

当那天到来，单恋将不再是单恋，梦将不再是梦。

被劈腿了真伤心
只好安慰自己
眼光还不错
喜欢的人别人也喜欢

爱了就会活过来

对花朵女巫来说，如果自己看上的情人，同族竟然没有任何人来争夺，那是很严重的羞辱！

所以喜欢大家开心和乐的橘发女巫，常常愿意假装对其他女巫的情人很着迷，让其他女巫有面子。

而一旦真的要以法术比高下，来决定情人的归属时，橘发女巫又懂得不着痕迹地输掉，让对手面子里子都有。

直到有一次，又为了这样的事，橘发女巫和蓝发女巫要依照习俗比高下。蓝发依据以往的经验，认定三招就能打倒橘发，谁知道：才第一招，橘发就把蓝发倒吊在大树上！

大家都非常惊讶，常当裁判的金发女巫更是难以置信，喝问橘发是怎么搞的。

"这次，我是真的喜欢她找的情人呀！！"橘发女巫笑眯眯地回答。

对方说：

"我已经不爱你了。"

你着急了，脱口而出：

"没关系的啊！我们还是可以在一起的啊!"

说完，你忽然哭了，

不是因为伤心对方不爱你了，

而是因为这一瞬间，

你猛然醒悟，

自己已经成为爱情的乞丐……

爱了就会活过来

一开始，她就拿出了那个黑色的瓶子，警告他说：
"我已经成为你黑暗生命的赐予者。如果有一天你背叛
我，就算你的身体和心都离开我，但你全身的血液会被留
在我身边，留在这个瓶子里！"

他当时勇敢地答应了，不过当然，后来当他不再爱她
的时候，当初的勇敢，也无非就成了一个鲁莽的笑话。

不爱了，是瞒不住的。他离开了，果然成为完全枯
槁的身体，因为他的血，被完全拘留在那黑瓶里，作为
惩罚。

她剩自己一个人，坐在古堡里，怀中抱着装满他血液
的黑色瓶子，察觉自己沦为一名乞丐。

有时明明知道这场恋爱已经完蛋定了，
却还是不顾一切，
用尽全力地，
把它一路谈到尽头去，
撞壁撞山到灰飞烟灭也不管。

为什么要这样？

并不是因为心存侥幸，
奢望会有什么转机，
而是隐约知道：
如果错过了这次，
人生就不会再有
完全燃烧的机会了……

使用石剑的除魔者，无力地勉强拖着他的石剑，走出她的古堡。这名石剑除魔者，全身已经没有了血液，现在他的血管里流动的是雪水，那是依靠北方的雪之男巫，为他预先设下的，维持生命的脆弱魔法。

"这样放纵地爱了一次，最后得到了这样的结果……"他喘着气，倒卧在路边，全身都因血管内的雪水，而冷到微微颤抖。"现在，不管是谁来找我报仇，我都完蛋定了。"他想着，闭上眼睛。

有马蹄声靠近，他本能地伸手去握石剑，却发现他动作太慢，石剑已经先一步被马匹上的人夺走。他心中叹一口气，想不到仇家来得这么迅速……"但我起码……认真地爱过这一次了……"他想。

忽然他感到领子一紧，整个人被拎上了马背，打横放好，他睁开眼睛，惊讶地发现拎起他的人，是除魔者中和他最要好的：使用石斧的除魔者!

石斧除魔者冲着他灿烂一笑，说："好啦，连最美的吸血鬼你都爱过了，你这家伙应该甘心了吧？！哈哈哈！"

石斧除魔者载着石剑除魔者，撒开马蹄，到北方去找雪之男巫。

雪之男巫上次拜访古堡时，就曾经预先告诉石剑除魔者，一旦失去了血液，可以去北方找他，他会找倦意男巫携手加以治疗。石剑除魔者以为这是除魔者公会的老大去向雪之男巫拜托的人情，唔，他想错了。雪之男巫是被古堡里那位最美丽的吸血鬼请求，才愿意治疗除魔者的。

吸血鬼一定要惩罚变心的恋人，但她又不要他死掉，她对雪之男巫说："如果我的爱没有导致恨，那我就知道我这次根本没有认真爱！但如果我竟然放任他毁灭，那我曾经倾注在他身上的、如此珍贵的爱，岂不全都白费了！"

男巫不知如何回答，只好点头允诺了。雪之男巫不想拆穿任何和爱有关的诡辩，因为他知道：爱，恐怕是不死一族唯一能够依凭的事了。

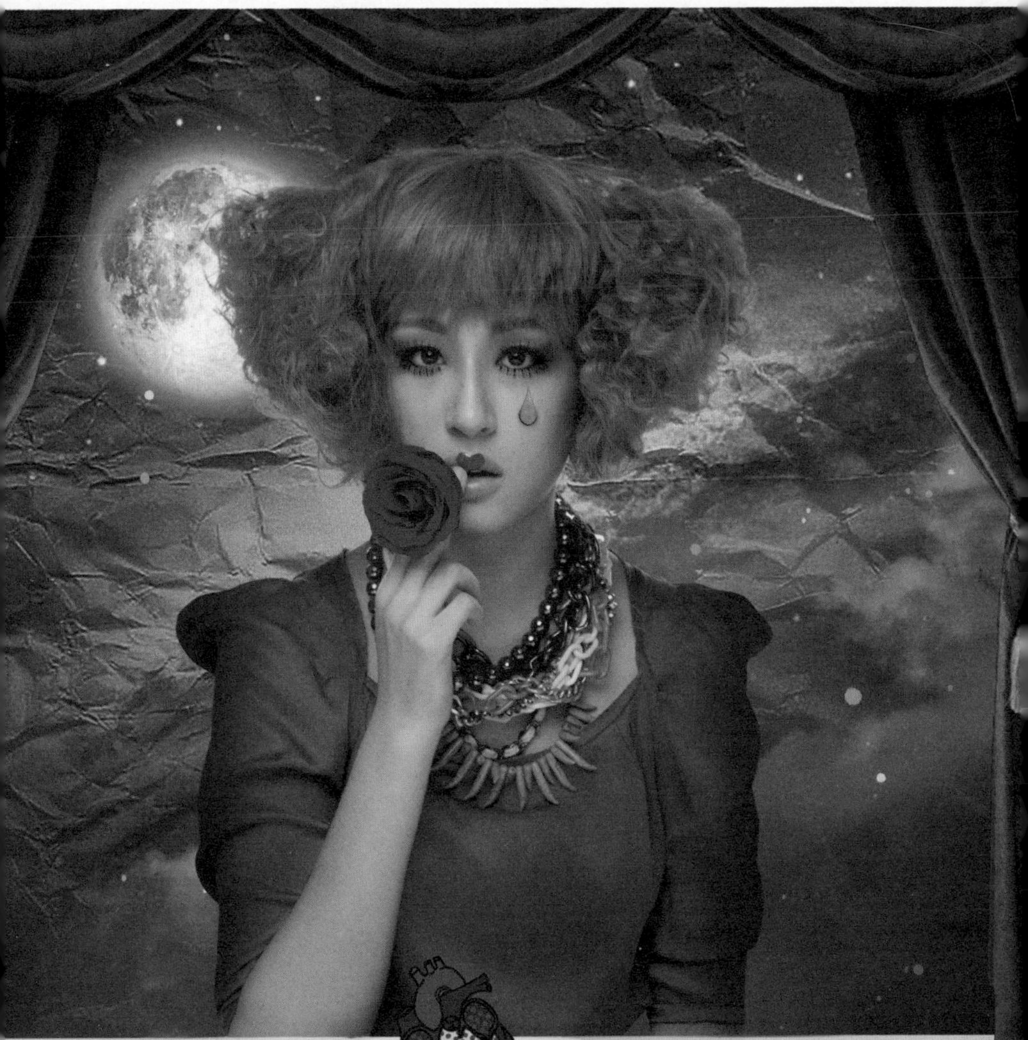

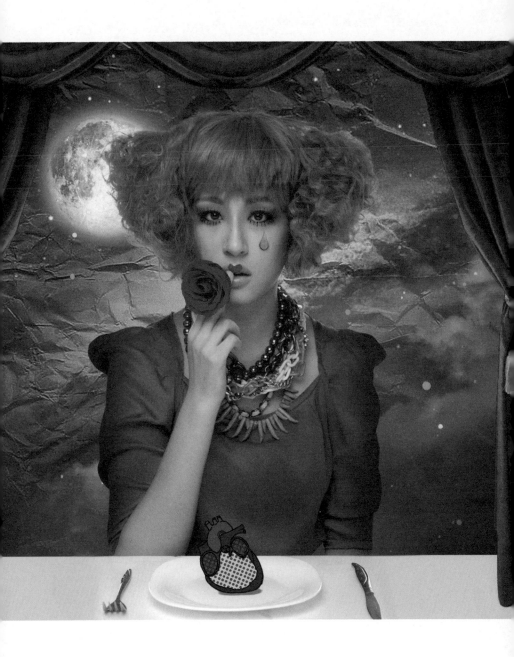

当爱情只剩下十二个小时的时候

我只好设下七个关卡……

我会用尽全力地抱一次

看对方会不会也用尽全力地抱我

我会索取一个吻

看看这次索吻

能不能换来对方也向我索取一个吻

我会又一次在斑马线前停住

看对方会不会察觉了

然后走回头来牵我的手

带我走过去

我会写一张小字条撕成两半丢掉

看对方会不会把字条捡起来拼凑着 阅读

我会在对方背对着我的时候
在心里默默呼唤十次对方的名字
看对方在这静默的几分钟里
会不会仿佛听见了似的　转过头来

我会从睡眠中醒来一次
看对方是不是也会同时醒来　望着我

最后
我会说一次"我爱你"
然后看看对方回答我的是：

"谢谢"？
"真的吗"？
"我也是"？
还是那个正确的
"我爱你"……

77 WAYS
TO
LOVE

　　如同古堡中那位最美丽的吸血鬼一样，在所有的族类当中，她也爱上了最不该爱的那一族。

　　她爱上了使用银网的除魔者。至于那个除魔者是否爱她，她无从知道。身为花朵女巫，她以咒语设下了爱的关卡。设定很简单：如果对方爱她，整片森林的花朵就会同时像烟火般绽放；如果对方不爱她，那么，整片森林的花朵就会同时凋谢。

　　"而我也会随你们一起凋谢。"女巫向森林中所有花朵承诺。

　　那一天到来了，除魔者骑着铁皮冒烟、皮翼铆钉蹄的飞行兽，紧紧盯上了她，除魔者会撒银网捕捉她，还是会追上她而热烈地拥抱她？女巫不知道！

　　她旋转起圆裙，一路飞驰向森林，她要把除魔者引入森林，去测试那道爱与不爱的关卡。

　　所有森林里的花朵，都警觉地抬起了脸，在风中紧张地轻微颤抖着。

　　奇怪的事发生了，除魔者坚决地撒出了网，捉住了女巫，所有的花朵失望地啜泣一声，掩住脸枯萎了。但就在收网的同时，除魔者竟然隔着银网抱住了女巫，吻住了女巫的唇！所有正在枯萎的花朵，又全部一起欢呼着抬起了头，用力绽放到最灿烂！！

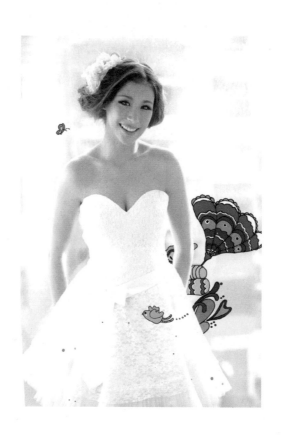

77 WAYS
TO
LOVE

我们有时并不想
从失恋的悲伤
走出来，
如果那次的爱
太难得……

爱了就会活过来

　　如此俊美的他，每一段恋情的间距，却越来越长。

　　同族问他怎么了，是不是连对恋爱也失去了兴致。

　　他回答："刚好相反，我是越来越懂得爱的珍贵了，所以我愿意用越来越长的悼念期，好好回味我所失去的爱。"

　　说完，他苦笑，眼角一丝纹路也没有："何况，这么多时间，怎么用也用不完，总要想办法用掉啊。"

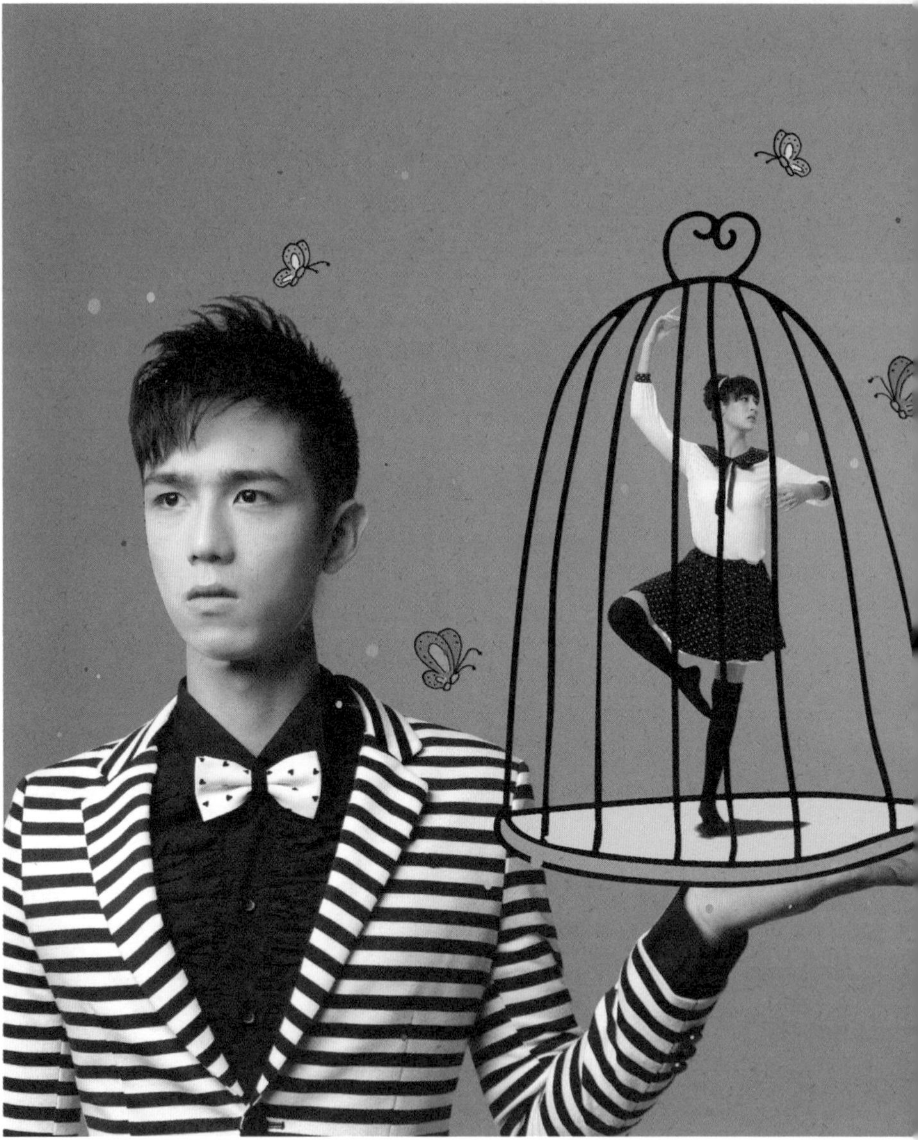

77 WAYS
TO
LOVE

其实一切，最后都是记忆，

所以，请尽量正确地记忆：

如果不是恋爱，就不要记忆为恋爱。

如果不是吻，就不要记忆为吻。

而，如果是真的爱，那当然，万勿错过，
就一定要记忆为：爱。

爱了就会活过来

除魔者绝大部分是人类。他们依靠各种武器、符咒、圣物、阵法，和非人类的各族搏斗。

这些搏斗给了他们名利，给了他们损伤，给了他们回忆，也给了他们活在世上的依据。

只是这些搏斗可不只是肉身的搏斗，而是包含了大量心智和灵魂的搏斗。所以除魔者到了晚年，往往神智混乱，不知所云。

衰老的他们，有时抱住一个有封条封住的盒子，喃喃说着那盒子里是他一生的挚爱；有时对着一幅烧焦的肖像，疼爱地抚摸着画中人的脸庞。

大家都以为他们度过了充满恨的一生，谁料到他们最后却赏赐自己充满爱的记忆。

当我不爱你的时候，

我的爱并不消失，只是四散：

我对眉眼的爱飘向北，

我对嗓音的爱飘向南，

我对个性的爱飘向岛，

我对志气的爱飘向海洋；

而在我全心爱你的时候，

我的各种爱，就不必四散，

而是聚集在你一个人身上，

如同四季

聚集在同一片土地上，

悠然轮替……

爱了就会活过来

他们俩都是不死一族。她想消失了，而他仍眷恋这世界。

于是在太阳出来之前，她预先走到了屋外没有遮蔽之处，坐好。而他留在屋内，隔着窗户，握住她的手。

过了几分钟，太阳渐渐要出来了。

他不安地捏紧了她的手，而她以洁净的微笑回答他。

太阳瞬间猛烈地从云后升起来了。

一片一片金色的光，像透明的刀片那样，把她的身体由表皮开始，一缕一缕地削去。

直到最后，她依然微笑着，而屋里的他大声地哭着，不肯放开手。

于是那些字，如同太阳赐予的铭文，铭刻在他那被爱与不舍同时缚住，遭到灼炙的手臂上……

"当我不爱你的时候，我的爱并不消失，只是四散：我对眉眼的爱飘向北，我对嗓音的爱飘向南，我对个性的爱飘向岛，我对志气的爱飘向海洋；而在我全心爱你的时候，我的各种爱，就不至于四散，而是聚集在你一个人身上，如同四季聚集在同一片土地上，悠然轮替……"

爱了就会活过来

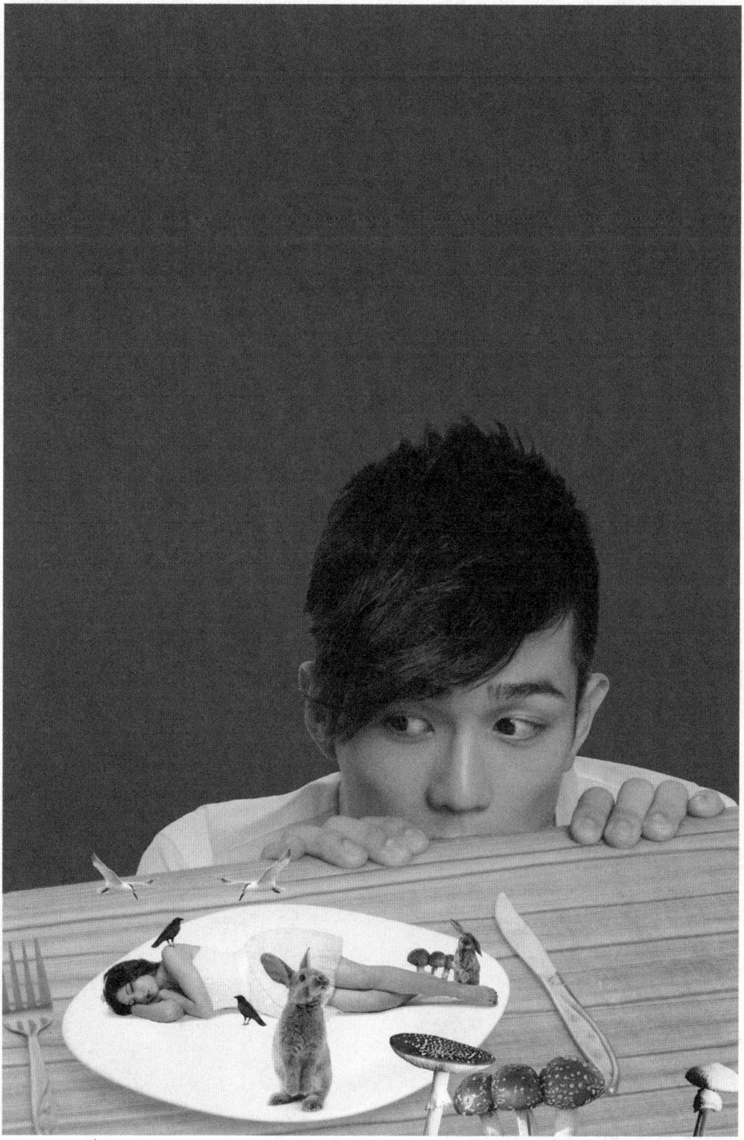

寂寞时流下的泪水，并非一无是处，
寂寞时流下的泪水，可以清洗眼睛，
使眼睛明亮。

我以前是认得出天使的，比方说：
在我寂寞时，
他们特别来垂怜我的那几次。

我以前也认得出恶魔的，比方说：
在我寂寞时，
他们特别来践踏我的那几次。

后来我的眼力却不行了，
因为我寂寞时，不愿再流泪了。
我强颜欢笑，逞强忍住泪水。

你知道的，这种事就是这样子：

爱了就会活过来

你寂寞却不肯流泪，你的眼睛就会黯淡，
你的眼睛黯淡，
你就再也分不清谁是天使谁是恶魔了。

于是我寂寞的时候，渐渐变得不幸：

我以为是天使来垂怜我了，
我屈膝等待，
等到的却是践踏……

我以为是恶魔来践踏我了，
我强悍地推拒，
却推开了垂怜……

所以，你知道的：
也许寂寞的时候，
还是流泪吧。

黑头发的花朵女巫，研发了一种药方，似乎可以辨认好的爱与坏的爱。

当她把药方交给负责收集药材的地精之时，地精绝望地叹了口气："女巫大人，这份药方没有办法完成啦。怎么可能收得到不死一族的眼泪、狼人的眼泪，甚至还要木乃伊的眼泪？！"

黑发女巫叹了口气，说："我也知道这太不可能了，那你的建议呢？"

"我的建议是，通通改用人类的眼泪吧。人类的眼泪最容易收集了，要多少有多少。"地精回答。

"那这份药方，就完全没有用了。"女巫轻轻叹口气，烧掉了药方，"人的眼泪啊，是所有材料中，最弄不清楚成分的了。"

好吃的甜点上桌时，
再饱的胃，也仍然有办法
再容纳一口啊；

在乎的恋人离去时，
再损伤的心，也仍然有办法
再破碎一次呀……

　　墨绿色的毛皮，覆盖住她如同有天鹅绒表皮的蹄。她望着自己的蹄，不想抬头去看星空。

　　星空是他带领着她，一大片一大片去认识的。这片无垠的星空，是她和他的甜美回忆，而现在则成为她没法避而不见的悲伤过去。

　　每次有一颗星出现了变化，她就被迫记起他教导她如何辨识那颗星的情景，然后搞到心中细微的裂纹，又多裂了一厘米。

　　"而天空的星星，可真是没完没了啊……"她深深叹了一口气，把脸埋进了膝间。

　　她想她必须搬进大城市的闹区去住了，靠着大城市彻夜不灭的各种丑陋灯光，就看不到星星了。这是她对付星星，也是对付他的方法。"我知道你仍然在某处闪烁着，但我要提醒我自己，那都已经与我无关。"

你要把你的未来，全部通通交给他……你这是爱，还是懒？

金蹄的半人马，抬头打量着一颗星，皱眉。

旁边的高中生半人马很紧张，问他："你看出了我的感情生活的未来吗？"

金蹄半人马捋着短胡子，纳闷地说："小妹妹，你选的这颗星好奇怪……"

"怎么了？"高中生半人马更紧张了。

"你选的这颗星，好像是在说它不能告诉我任何事情，因为它已经把它所有的事，都委托给其他的星星了。"金蹄半人马回答。

"你要把你的未来，全部通通交给他……你这是爱，还是懒？"

每当节日的光，渐渐暗淡时，
其实已经相隔遥远的你们，
总不忘仍然各自选了一个
可以暂时放心的角落，
进行着同一个仪式——

彼此暗暗猜想着：
你们两人，
会是谁，
比较记得谁的事。

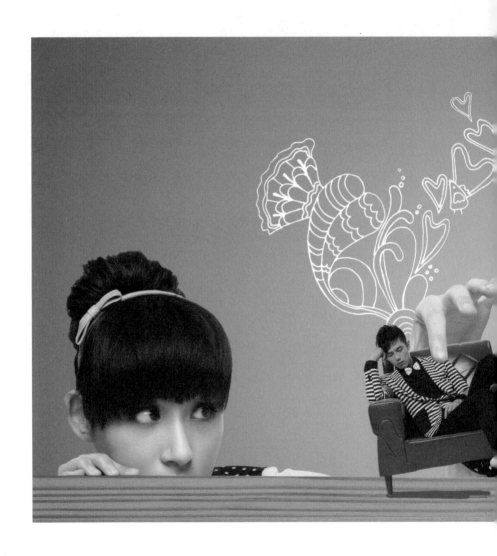

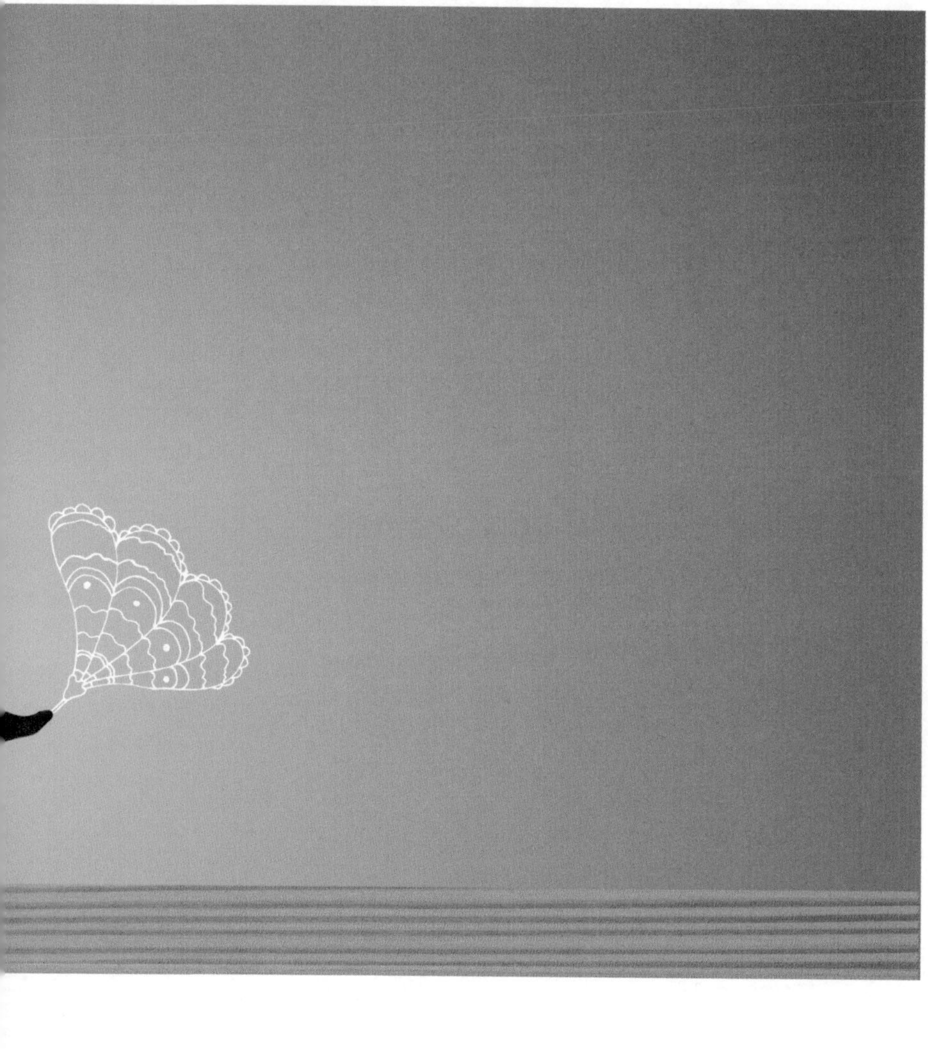

她煮意大利面时，再也不愿放小茴香了。

而他的西装领口，再也不插栀子花。

她对受害者下手时，再也不会选在废弃游乐场的摩天轮上。

而他对受害者下手时，再也不愿触及对方有刺青的地方。

他们再也不愿意做的每件小事，都是一道道脆弱的手术缝线，颤巍巍地勉强防守住一个个不想再被碰到的伤口。

有时候，

在恋情都已经结束了很久以后，

我们才渐渐醒悟，

原来那时候

我们爱那个人的方式，

错了……

然后，

我们就忽然很想把那个人找回来，

重新再爱一遍……

少女的小船上，堆满了大大小小的贝壳。

少女每天都划着小船出海，拿起一枚贝壳，对着贝壳说一句想念他的话，然后把那枚装载话语的贝壳，投入海里，希望海底的他，能收到呼唤。

然而少女的小船，永远也不可能到达他们当初相遇的地方。因为海水每秒都流动、变化。

航海图有坐标，海洋也有坐标，可是我们永远都没有办法回到一片海洋的同一个地方，如同我们没有办法回到恋人心里的同一个地方。

恋爱中受到的每一次伤害，
是不是如同木头、石头被雕刻时
所承受的每一刀，
最后终于会
把隐藏在我们里面的那个
更值得鉴赏的自己，
逐步地显现在对方的眼前……

变身之后，毛皮呈现全白的那名狼人，即使是在变身之后，眼眸依然是那么美丽。

她决定了，就算在月圆的夜晚，她也不要再躲避他。

她为自己找好一个可以容身的巨大圆拱形的白色鸟笼。月亮变圆时，她就躲进这白色鸟笼里，对着她的白色狼人，诵读她为他所写的诗。

通常这一点也不管用，但有时，当那首情诗真的击中了他时，他全身的毛皮会瞬间如融雪般褪下，显示出他平常美好的模样。那圆月再怎么照他，也只是使他看起来更美好，不再能控制他了。

看见那个人现在的样子，

总忍不住在过了转角以后，

稍微停住脚步，

想象一下：

当初如果没有分手的话，

现在，在自己身边的，

就是这个人了⋯⋯

77 WAYS
TO
LOVE

　　她很容易在空中就认出了应该降落的地点，然后她就收起了飘在身后的千百条绷带，改变了容颜，走进了那间小咖啡馆，点了一杯咖啡，然后，坐在座位上，假装翻着杂志，但其实偷偷地望着他煮咖啡的背影。

　　他似乎再也察觉不出她了。难道他现在只闻得到咖啡的香味，却再也闻不出远古死亡的异香？

　　缓缓地喝完咖啡以后，她走出了咖啡店。

　　看见那个人现在的样子，总忍不住在过了转角以后，稍微停住脚步，想象一下：当初如果没有分手的话，现在，在自己身边的，就是这个人了……

　　她落寞地笑了笑，掸一掸衣服，恢复了容颜，千百条绷带又像海葵的触手般，缓缓伸出。

　　她连续迈了三个大步，绷带翻飞着，把她带回了孤单的天空，在原地留下的，只有淡淡的咖啡香气。

如果我们不愿意碰触生命的不堪，我们怎么可能碰触爱？

她当然不是唯一能窥探别人梦境的人，她的梦境，也被别人窥探着。

但她毕竟太专精于此事，所以很容易察觉是谁在窥探她的梦。

她在梦中一转身，就抓住了全白毛皮的狼人，她问狼人如何进入她的梦境的。狼人回答是满月借给了他视线，月光照到哪里，他就能跟着看到哪里。

而月光照进了她的甜梦。

只是狼人显然难以认同那是什么甜梦。

"拜托，你在梦里和一具木乃伊接吻耶！即使作为狼人的我，还是看得很惊悚啊！"

她叹了口气，像摸狗那样，摸摸白色狼人的头："对我来说，那不是木乃伊，那是我陷入千年沉睡之前的情人啊。"

"他就是骷髅好吗！"狼人说。

"嗯……我们的里面，不都是骷髅吗？"她拉起狼人的手，走出梦外。梦外是同一个满月，投射着同样的月光。

"如果我们不愿意碰触生命的不堪，我们怎么可能碰触爱？"她说。

77 WAYS
TO
**LOVE**

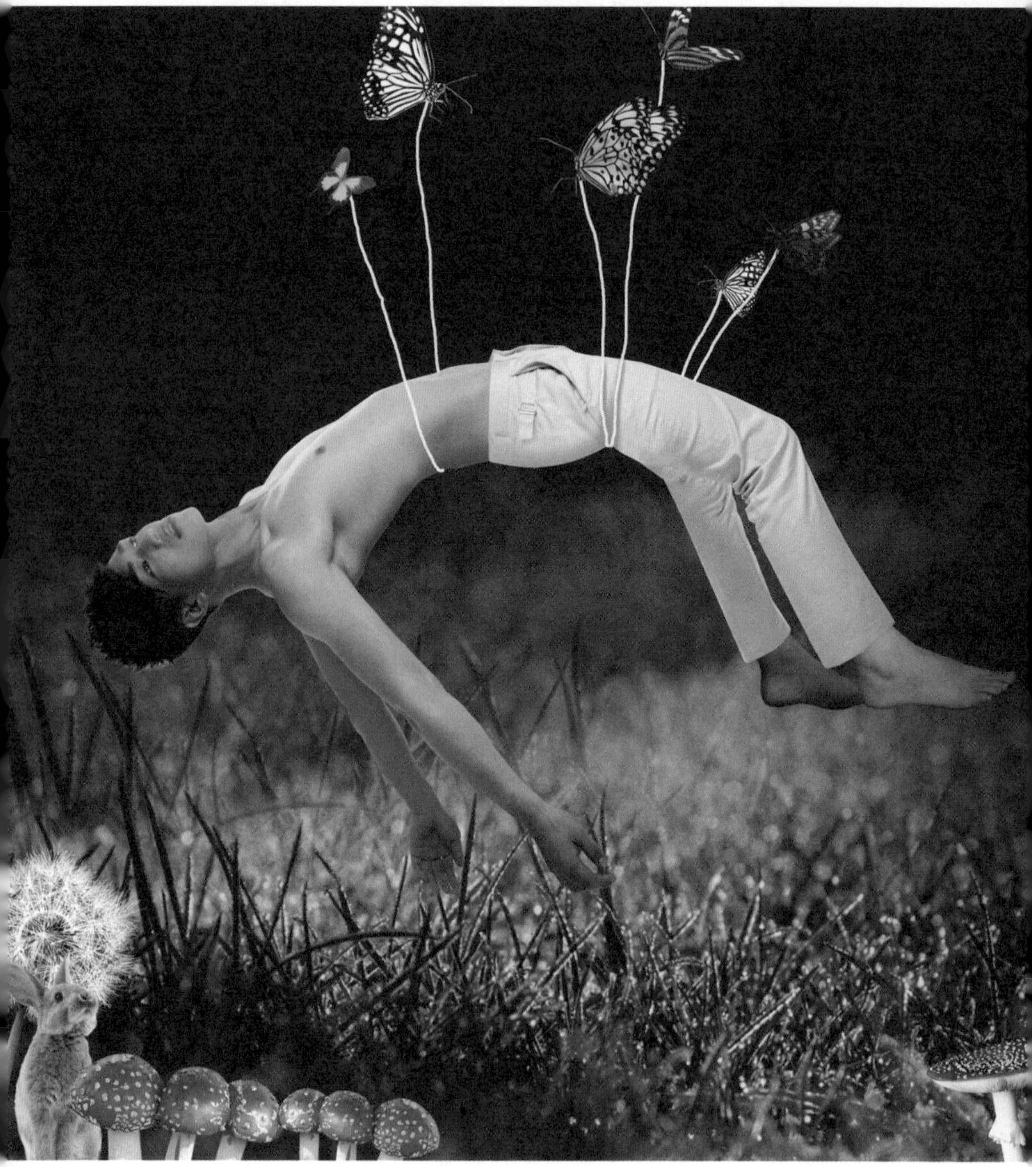

有些人，

不管你用什么方式爱他们，

到了最后，

都是错的。

77 WAYS
TO
LOVE

刺尾龙落寞地来向南方的倦意男巫求助。

"我想念那个少女。"龙说。

"你一开始就错了。掳掠她！拘禁她！恐吓她！她怎么可能爱你？！"男巫说。

"可是我后来放她走了！"

"那只是显示出你是个好骗的笨蛋！什么少女会爱上笨蛋？！"男巫说。

"那我从我的宝石收藏里，挑一颗最好的送给她，求她跟我做朋友？！"

"那叫买通！那不是交往！"男巫说。

"那到底要我怎么样？！"龙驳然大怒，陡然飞起，大尾一扫就扫断了男巫花园的大树。"我要去把她住的那个小镇全部喷火烧了！"

"那你就等她永远恨你吧。"男巫说。

龙气馁地落在地面，小声说："为什么谈个恋爱这么难……"

男巫沉吟了一下，说："因为啊……有些人，不管你用什么方式爱他们，到了最后，都是错的。"

77 WAYS
TO
**LOVE**

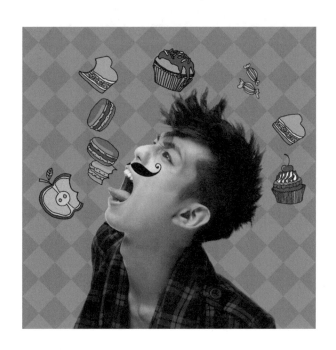

爱了就会活过来

你和我一样都说不清楚
是哪一天开始　我在你的地图上
渐渐变成了一个遥远的国家

我的雷达出现不明飞行物时
你是赶不过来的
我的土壤结冻的时候　你不再收得到
我的麦田整片整片被积雪掩埋的新闻画面
我遇到的瘟疫已经失控了
你仍在举办你的庆典
我上不了网　手机收不到讯号了
那又怎么样呢?
反正我这边　也没有什么你在乎的消息

我在你的地图上
默默地　越移越边边了
再移一点点　我就会掉到地图外面了

但你不会察觉的
我呼叫的电波
会被你转播庆典的发射讯号盖掉
我送出的每封邮件　都会遭到拦截
我的森林大火　或者　我的边境被进攻
你都不会派人来了

你床头的地球仪　越打造越精美
象牙的　黄金的　夜光的　镶嵌宝石的
越转　越快速　也越炫目
只是那上面
已经没有我了

没有人发现你的地图上　少了这个国家
没有人会发现　连你也忘了

只有我记得
只有我知道

　　　　　爱了就会活过来

他们的地图上的地名，都依据他们挂念那个地点的程度而变化着。字体的浓淡会变化，地与地之间的界线会变化，面积大小，相距远近，都会变化。

所以他们从不交换地图来使用，那样只会使他们迷路。

他们私藏着自己的地图，只在自己一个人的时候展看，细细检视着一些往往连自己都没有察觉的心情。

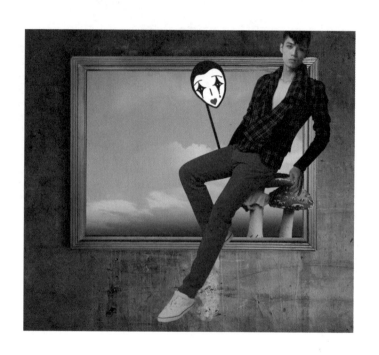

爱了就会活过来

我还没恋爱，

恋爱的节日却来了，

我只好往窗外，

撒一把五色的谷子，

让它在窗外等待。


我正在恋爱，

恋爱的节日又来了，

我只好点上七色的蜡烛，

让它进屋，

跳些应景的舞步。


我已停止恋爱，

恋爱的节日还是来了，

我只好抖开十色的飞毯，

送它离开，

让它去别人的窗外探看。

半人马的三兄弟，想用星空预测他们日后的恋情。

他们拿出各自的手机，按下拍摄的按钮，然后一起把手机扔向空中。

手机各自在半空旋转翻滚着，落下，他们用手接住。

三兄弟各屈四膝而踞坐，各自检视拍到的一瞬星空。

看了一下，三兄弟一人叹息，一人微笑，一人落泪。

I love you

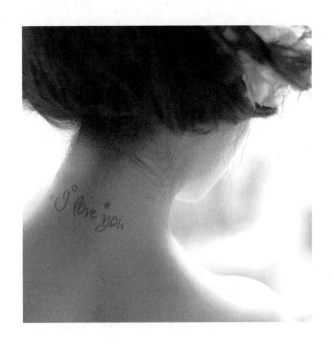

第76篇的句子

有些人
我们把他留在回忆里
是为了要借由他们
来怀念当时的自己……

爱了就会活过来

博物馆的年轻警卫，从监视摄影机的画面里，看见那个女生，一直把额头贴在展馆中最大的那个玻璃柜上，已经超过半小时了。

年轻警卫感到奇怪，起身去展馆查看。

当他靠近那女生时，他发现她望着玻璃柜中的一具封紧的华丽女王人形金棺，默默地流着泪。

那具女王人形金棺的棺盖上，雕塑着逝者年轻精致的面容。

警卫本来想上前询问女生是否需要什么帮助，但当他略略移近时，却忽然闻到了异国远古的香料气息，是他在博物馆的某些收藏品上也曾闻到的。

他惊讶地打量着眼前这位女生的侧影，隐约感觉到有许多纠缠着的断裂绷带，在他眼底浮现出来，缓缓摇曳飘动着，如同一根一根召唤勾引的手指。

他迷醉地产生了必须立刻上前去吻那女生的冲动，他一步一步移近她，而她转过脸来，对他微笑着。

"奇怪啊！她的眼泪，为什么是从瞳孔的正中央流出来的呢……难道……她瞳孔的正中央，是一个洞吗……"警卫迷糊地想着，觉得自己的灵魂，往那深不可测的洞里飘去……警卫觉得自己飘进那个洞以后，仿佛是踏进了某个古老的梦境——在那个梦境里，每一座金棺上的人形雕像都活了过来，畅快地又跳又笑，在金色的宫殿里四处奔跑。

警卫这时忽然心中明白：博物馆里这些死气沉沉、阴森幽暗的死物，原来都曾经像现在的自己一样，青春任性、充满困惑啊——当他顿悟到这件事时，他发现自己又已经好端端站在博物馆的展厅了。神秘的女生已不知去向。

警卫忍不住看向柜中金棺上的女王人形，赫然发现女王栩栩如生的面容上，浮现出一抹无法形容的微笑。

爱了就会活过来

有一天
这些都会过去的
想到这结果
我就欣慰

再怎么累死人的爱
再怎么累死人的恨
都会过去

失眠　被冤枉　塞车　太穷了
都会过去

被轻蔑　被迫说谎
被迫承认自己改变不了什么
或者
长得不好看
都会过去

真是令人赞叹啊
生命怎么能被定制得这么仁慈，
又这么冷淡？

订制者啊  你爱收集的
到底是我们的笑呢，
还是我们的泪？

你不必回答我
不管是基于内疚
还是基于怜悯
你都不必回答我

因为你已经够贴心了
因为你有向我再三保证了：

有一天
我这些微不足道的疑惑
也都会过去的
也都会过去的

爱 了 就 会 活 过 来

七十七名除魔者，联手对付三条巨龙。

三条龙当中的多骨龙和破翼龙，被巨大的银网困住，再被粗大的石箭贯穿喉咙的时候，都狂怒地用尽最后一丝力气，抓死了一名除魔者。

只有刺尾龙不太一样。

刺尾龙被贯穿喉咙，知道自己不能活了的时候，他没有再挣扎着去多抓死一名敌人。

出乎除魔者们的意料，甚至也出乎刺尾龙他自己的意料，刺尾龙把最后仅存的力气，用来转动他的颈子，望向少女所在的方向。

刺尾龙茫然地望了远方一眼，身上又再中了几箭，但龙没有感觉到痛，他专注地在想："啊，原来这就是贵重的爱……"

刺尾龙重重坠落在地上，体内蕴藏的毒火猛烈地爆发，火星四射，仿佛是作为他生命挽歌的，最初的，也是最后的，一场爱之烟火。

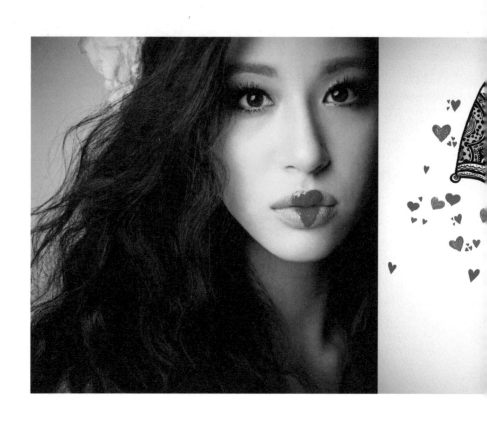

爱了就会活过来

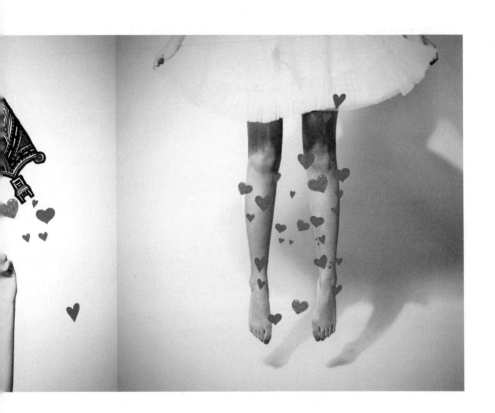

77 WAYS
TO
LOVE

**图书在版编目（ＣＩＰ）数据**

爱了就会活过来 / 蔡康永著. -- 长沙：湖南文艺
出版社，2013.10

ISBN 978-7-5404-6375-5

Ⅰ. ①爱… Ⅱ. ①蔡… Ⅲ. ①散文集 – 中国 – 当代 Ⅳ. ①I267

中国版本图书馆CIP数据核字(2013)第194291号

上架建议：畅销·文学

# 爱了就会活过来

作　　者：蔡康永
演　　出：利晴天　甘子玉
出 版 人：刘清华
责任编辑：薛　健　刘诗哲
监　　制：刘　丹
策划编辑：张小雨
营销编辑：张　宁　李　颖
装帧设计：利　锐
出版发行：湖南文艺出版社
　　　　　（长沙市雨花区东二环一段508号　邮编：410014）
网　　址：www.hnwy.net
印　　刷：北京盛通印刷股份有限公司
经　　销：新华书店
开　　本：880mm×1270mm 1/32
字　　数：120千字
印　　张：7.5
版　　次：2013年10月第1版
印　　次：2013年10月第1次印刷
书　　号：ISBN 978-7-5404-6375-5
定　　价：35.00元
（若有质量问题，请致电质量监督电话：010-84409925）

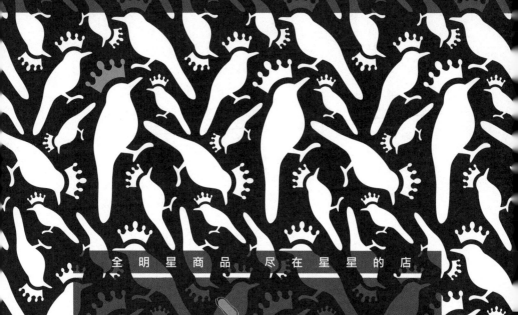